ANA MARIA LAJUSTICIA BERGASA

Kampf der Arthrose

Eine erfolgreiche Behandlungsmethode
nach der neuesten Erkenntnis der Biochemie

VERLAG WILHELM ENNSTHALER, STEYR

Titel der spanischen Originalausgabe: »La artrosis y su solución«
Erschienen bei Plaza e Janes, S.A., 1981

Ins Deutsche übertragen von Irene del Valle

14. Auflage 1991

Satz, Druck und Verlag: Wilhelm Ennsthaler, A-4402 Steyr

Inhaltsverzeichnis

An den Leser

Wer meine früheren Bücher gelesen hat, wird bemerken, daß vieles von dem, was ich hier erkläre, schon dort gesagt war, einiges ausdrücklich und anderes zwischen den Zeilen. Bei den Zuschriften, die ich täglich bekomme, beziehen sich aber neunzig Prozent der Fragen auf die Arthrose. Es ist unmöglich, diese Briefe alle ausführlich zu beantworten, so daß ich mich entschlossen habe, hier darzulegen, was die Arthrose ist und was ich in diesem Zusammenhang weiß.

Einleitung

Ich bin ein Mensch, der viele Jahre lang unter Kopfschmerzen, Schmerzen in den Armen und Ellenbogen, Schmerzen in der Lendengegend, unter Hexenschuß und Ischias gelitten hat. Mit der Zeit bekam ich auch Probleme mit den Hüften, den Knien und den Fußsohlen. Die Diagnose war immer die gleiche: Spondylarthrose und Osteoporose (Kalksalzmangel). Als es mir schon sehr schlecht ging, schlugen mir drei verschiedene Ärzte vor, es mit einer Operation zu versuchen, bei der die Lendenpartie durch Einpflanzung eines Beinknochenstücks versteift wird. Vielleicht würden sich dadurch Schwindelgefühl und Übelkeit bessern, die durch Verschleißerscheinungen im Nackenbereich verursacht waren. Ich weiß nicht genau warum, aber die Argumente für einen solchen Eingriff überzeugten mich nicht. Ich wollte zuwarten, solange die Schmerzen auszuhalten waren.

Es kam dann aber eine Zeit, in der sich die Schwindelanfälle häuften und ich das Gefühl von Übelkeit und Unsicherheit überhaupt nicht mehr loswurde. So ging ich nach Barcelona zu einem anderen Arzt, bereit, alles zu tun, wozu er mir raten würde, sogar mich operieren zu lassen. Er war ein berühmter Chirurg; doch was er mir sagte, war folgendes: »Frau Lajusticia, Sie sind 43 Jahre alt, Ihr Knochengerüst aber ist das einer 87-jährigen. Darum kann ich Sie nicht operieren. Der Knochenspan würde nicht anwachsen, weil Ihre Knochen keine Vitalität mehr haben. Durch eine Operation kämen zu Ihren jetzigen Beschwerden noch neue dazu.«

Er empfahl mir ein stärkeres Korsett, gymnastische Übungen zur Korrektur meines übermäßigen Hohlkreuzes, Streckungen der Nakkenpartie . . . und verschrieb mir Kortikoid-Tabletten, Spritzen und schmerzstillende Mittel. Die Streckungen und die Gymnastik trugen tatsächlich zur Besserung meines Zustands bei. Aber die Spritzen verursachten mir Geschwüre im Mund, die schmerzstillenden Mittel ein starkes Gefühl der Betäubung und die Kortikoide eine Diabetes (Zukkerkrankheit), die mich seither zu einer Ausgleichsdiät zwingt.

Mit dem Auftreten der Diabetes machte sich eine Besserung der Arthrose bemerkbar. Damals erschien mir das paradox, heute ist mir der Zusammenhang klar. Ich stellte mich zu jener Zeit nämlich auf ein gehaltvolleres Frühstück um und ersetzte Kaffee, Weißbrot, Butter und Marmelade durch ein Ei, Schinken, Vollkornbrot, Obst und Milchkaffee oder Tee.

Statt soviel Weißbrot wie bisher*, gab es jetzt zwischendurch eine Handvoll Mandeln, Hasel- oder Walnüsse mit ein wenig Vollkornbrot. Auch hatte ich eine sehr dunkle, mit Cyclamat gesüßte Schokolade gefunden, auf die ich große Lust verspürte. Sie gehörte in jener Zeit vormittags oder nachmittags zu meiner kleinen Zwischenmahlzeit.

Ohne es zu wissen, hatte ich mit dem Kakao, den Mandeln, Nüssen und dem Vollkornbrot einige der an Magnesium reichsten Nahrungsprodukte in meinen Speiseplan aufgenommen. Außerdem bekam ich schon mit dem Frühstück Proteine (Ei und Schinken) und Vitamin C (mit dem Obst).

Durch die neuen Eßgewohnheiten und dank der Streckungen und der Gymnastik besserte sich mein Befinden soweit, daß ich ein halbwegs normales Leben beginnen konnte. Ich durfte mir zwar keine schweren körperlichen Arbeiten erlauben, doch konnte ich mich weiterbilden und an einer höheren Schule Unterricht geben.

Einige Zeit darauf zog ich vom Land nach Barcelona und begann, mich mit der Diätetik zu befassen. Zuerst wollte ich sicher nur herausfinden, was für meine Diabetes wohl am geeignetsten wäre. Dabei stellte ich fest, daß Ernährungswissenschaft zu jener Zeit in Spanien an keiner wissenschaftlichen Hochschule gelehrt wurde. Nicht einmal im Medizinstudium gab es ein solches Fach, obwohl es vielleicht das wichtigste wäre, weil unsere Gesundheit zum großen Teil von einer richtigen Ernährung abhängt.

Es ist wirklich eigenartig, was auf mich, wie auf viele andere zutrifft – unter ihnen Sir Lloyd Boyd, den man den »Vater der Diätetik« nennen könnte: Am Anfang standen Fragen der Tierfütterung, denen ich während meines Studiums der Landwirtschaft große Aufmerksamkeit widmete, und dann erst kam die Beschäftigung mit der menschlichen Ernährung.

Als ich die Diätetik zu meinem Beruf machte, studierte ich alle wissenschaftlichen Abhandlungen, die ich zu dem Thema finden konnte; im allgemeinen waren es ausländische. Es ist schon merkwürdig, wieviel Unvernünftiges und Übertriebenes auf dem Gebiet der Ernährung gedruckt wird, geschrieben von Laien ohne wissenschaftliche Grundlage oder von Fanatikern, für die eine bestimmte Diät Ausdruck ihrer philosophischen Prinzipien ist.

* In Spanien gehört Weißbrot zu jeder Mahlzeit (Anmerkung des Übersetzers).

In jener Zeit also las ich in einem von einem Jesuiten geschriebenen Buch, daß die Magnesiumsalze gegen Furunkel gut seien. Mein Gesicht sah damals wie eine Kraterlandschaft aus, eine Folge immer wieder auftretender Furunkel und Eiterpickel. Ohne viel Überzeugung begann ich, Magnesiumchlorid als letztes Mittel einzunehmen, hatte ich mich doch, seit ich 20 Jahre alt war, allen nur vorstellbaren Behandlungen unterzogen, um mein hartnäckiges Hautproblem zu lösen. Zu meiner großen Überraschung stellte ich eine allmähliche Besserung fest. Meine Haut wurde zusehends glatter und abgesehen von einer sehr tiefen Narbe auf einer Wange sah mein Gesicht nach einiger Zeit doch ganz manierlich aus. Da sich, seit ich das Magnesium einnahm, auch mein allgemeiner Zustand gebessert hatte, behielt ich meine tägliche Dosis bei. Nicht einmal auf Reisen unterbrach ich diese Behandlung.

Nach zwei Jahren hatte sich meine Arthrose offensichtlich sehr gebessert. Da zog ich mir beim Heben eines schweren Gegenstandes eine Zerrung zu, dachte aber, daß es eine Wirbelsäulenverletzung sei. Ich begab mich in ärztliche Behandlung und wurde geröntgt. Zwei Ärzte besahen sich die Aufnahme und erklärten mir, daß die Wirbelsäule in Ordnung sei und die Schmerzen von einer Muskelzerrung herrührten.

Als ich das hörte, blieb mir die Sprache weg. Bei den Kassenärzten, zu denen ich gegangen war, ging alles sehr schnell. Ich konnte ihnen darum nicht erzählen, daß ich schon seit 30 Jahren Beschwerden mit der Wirbelsäule hatte: mit 19 hatte es angefangen und damals war ich 52 Jahre alt.

Aber was sie sagten, entsprach genau meinem Befinden. Ich hatte weder Kopf- noch Schulterschmerzen, die Hüften taten mir kaum noch weh, die Knie spürte ich schon nicht mehr und auch nicht die Fußsohlen. Ich wachte morgens mit einem Gefühl der Leichtigkeit auf, wie ich es beinahe seit meiner Kindheit nicht mehr verspürt hatte. Die Ärzte, die mich geröntgt hatten, behielten recht; ich konnte sogar das Korsett auslassen, das ich 21 Jahre lang hatte tragen müssen, seitdem ich mit 31 Jahren mein viertes Kind zur Welt gebracht hatte.

Was hatte ich eigentlich Außerordentliches getan? Ich hatte nur, durch die Diät bedingt, mein Frühstück geändert, auch die übrige Ernährung etwas umgestellt und außerdem das Magnesiumchlorid eingenommen.

Immer hatte man mir gesagt, daß Arthrose unheilbar sei, daß es sich um einen fortschreitenden, nicht rückgängig zu machenden Prozeß handle und daß ein abgenutzter Knorpel sich niemals mehr erneuere.

Ich kann versichern, daß dies glücklicherweise nicht zutrifft. Der Knorpel kann sich wie jedes andere Gewebe regenerieren, vorausgesetzt, daß die Ernährung die notwendigen Bausteine zur Bildung des Kollagens und der anderen Proteine liefert, aus denen er besteht.

Heute sind wir in der glücklichen Lage, von der Biochemie genau erfahren zu können, welche Elemente die Lebewesen für den Eiweißaufbau benötigen und in welchen Stufen und Zyklen dieser Aufbau erfolgt. Was ich in diesem Buch erkläre, ist nur das, was uns die Wissenschaft heute über unseren Stoffwechsel und bestimmte Folgen für unsere Gesundheit sagt.

I. KAPITEL

Was ist Arthrose?

Im Zusammenhang mit der Arthrose vermeide ich das Wort Heilung. Sicher wird sich mancher wundern, wenn ich behaupte, daß die Arthrose keine Krankheit ist und es deshalb auch nicht richtig wäre, das Wort Heilung zu verwenden, wenn sich die Beschwerden bessern oder verschwinden.

Was ist Arthrose aber dann? Ein chemisches Problem für den Organismus des Betroffenen. Im folgenden will ich versuchen, dies auf eine für jeden verständliche Weise zu erklären.

Alle Körperteile sind einem ständigen Abbau unterworfen. Abgesehen von den Zellen des Nervensystems, die sich nicht reproduzieren, werden sie im gleichen Rhythmus, bei Tag und bei Nacht, wieder aufgebaut. Bei einem Organ wie der Leber, in dem eine außerordentlich große Anzahl chemischer Umwandlungen stattfindet, erneuern sich die Proteine innerhalb von 9 Tagen. Die Proteine und Zellen der Muskeln und des Blutes werden in ungefähr 120 Tagen ersetzt. Dagegen sind für die Erneuerung der Knorpel und der lebenden Knochenteile beim Erwachsenen ungefähr zwei Jahre notwendig.

Dieser Abbau und Wiederaufbau der Gewebe mittels neuer Zellen und Proteine wird üblicherweise mit dem englischen Ausdruck **Turnover** bezeichnet, was soviel wie Umsetzung oder Erneuerung bedeutet.

Es kommt nun vor, bei immer mehr Menschen und in immer jüngeren Jahren, daß die Erneuerung der Knorpel langsamer vor sich geht als ihr Abbau. Dadurch nimmt ihr Umfang ab, die Knochen rücken näher zusammen und drücken auf die Nerven. Diese werden eingeklemmt und heftige Schmerzen sind die Folge. Zudem wird die Blutversorgung der entsprechenden Partie beeinträchtigt, weil der den Blutgefäßen zur Verfügung stehende Raum eingeengt ist.

Die vorzeitige Alterung des Knochengerüsts, seine Abnützung oder, mit anderen Worten, die Arthrose, ist in vielen Ländern schon zu einem ernsten Problem für die Gesundheitsbehörden geworden. Die größte Zahl von Invaliditätsfällen wird davon verursacht. Ich habe gelesen, daß die Arthrose in den Vereinigten Staaten und in einigen anderen Ländern sogar zum Hauptgesundheitsproblem geworden ist. Sie bringt eine sehr hohe Zahl von Arbeitsausfällen und immense Behandlungskosten mit sich. Zudem bedeutet Arthrose bis jetzt noch Behandlung auf Lebenszeit, weil sich anscheinend noch keine Methode zu ihrer wirksamen und dauerhaften Bekämpfung gefunden hat.

Den Arthrosekranken – ich war einer dieser Patienten – wird gesagt, daß diese »Krankheit« unheilbar sei, daß der abgenützte Knorpel sich nie mehr erneuere und daß die Verschleißerscheinungen progressiv und irreversibel seien. Einige Ärzte raten zu Operationen, und natürlich bekommen wir angesichts unserer offenkundigen Schmerzen reichlich Beruhigungsmittel, schmerzstillende und entzündungshemmende Mittel, und Cortison. Seltsamerweise hat mich in den dreißig Jahren, die ich wegen meiner Arthrose in ärztlicher Behandlung war, nie jemand gefragt, wie ich mich ernähre. Dies wäre aber die entscheidende Frage gewesen.

Eine schwere oder eine schon jahrelang andauernde Arthrose tritt nicht für sich allein auf. Gleichzeitig kommt es zu Kalksalzmangel in den Knochen, gemeinhin als Osteoporose bezeichnet, und zu ihrer Degeneration. Die Wirbel verkümmern, es bilden sich Osteophyten und es entsteht eine Spondylose. Die Diagnose Spondylarthrose mit Osteoporose ist sehr häufig.

Am stärksten treten die Verschleißerscheinungen an der Wirbelsäule auf oder an den Gelenken, die durch die ausgeübte Tätigkeit einer besonderen Belastung unterworfen sind. Ursache kann ebenso eine Verletzung oder ein Schlag sein. Häufig ist auch eine gewisse Mißbildung des Skeletts, wie eine Wirbelsäulenseitverbiegung (Skoliose) oder eine Beinverkürzung. Diese kann ihrerseits zu einer Skoliose führen oder zum verstärkten Verschleiß eines Hüft-, Knie- oder Fußgelenks.

Eine zu starke Krümmung der Lendenwirbelsäule, das bekannte Hohlkreuz, kann bei Frauen ganz besonders in der Schwangerschaft ernsthafte Störungen verursachen. Sie machen sich vor allem an den Knochen der Lendenpartie und an der Verbindung der Wirbelsäule mit dem Beckenring bemerkbar. Auch das Steißbein kann von einer Schwangerschaft in Mitleidenschaft gezogen werden, durch den Druck, den der Fötus auf das Skelett ausübt. Daraus können sehr schmerzhafte Verformungen entstehen, die durch eine schon bestehende Arthrose noch verschlimmert werden.

Kalksalzmangel (Osteoporose) ist in vielen Fällen auf eine mangelhafte Proteinsynthese zurückzuführen. Hauptsächlich aus Proteinen besteht die Knochenmatrix, das heißt der lebende Teil des Knochens. Diese Substanz bindet das Kalzium, vor allem in Form von Kalkphosphat. Wenn nicht genügend Proteine produziert werden, kann das Knochengerüst das vom Blut gelieferte Kalzium nicht einbauen.

Ein Weiteres kommt hinzu. Alle menschlichen Gelenke sind mit einer Gelenkflüssigkeit versehen. Die darin enthaltene Gelenkschmiere besteht ebenfalls aus Proteinen und ihre Konsistenz ist der des Hühnereiweißes ähnlich. Die Viskosität der Gelenkschmiere ist so beschaffen, daß sie in unseren Gelenken die gleiche Wirkung hat, wie das Fett in den mechanischen Getrieben. Wenn nun in unserem Körper der Aufbau der Proteine nicht mit dem Verbrauch Schritt hält, stockt die Produktion der Schmiere. Die Gelenkflüssigkeit wird dann entweder wässerig oder dick und hart. Als Folge davon bewegen sich unsere Gelenke mühsam; wir fühlen uns steif und haben Schmerzen. Durch auslaufende Gelenkflüssigkeit kann es sogar zu Gelenkergüssen kommen. Verursacht werden sie einerseits durch eine zu geringe Viskosität der Gelenkflüssigkeit, zum andern durch die mangelhafte Festigkeit des Gewebes der Flüssigkeitsbeutel.

Fassen wir die bisherigen Erklärungen zusammen, so können wir feststellen, daß die Verschleißerscheinungen oder Arthrose, der Kalksalzmangel der Knochen oder Osteoporose und einige Arten von Arthritis, deren Ursache Mangel an Schmiermittel im Gelenkgewebe ist, hauptsächlich ein Problem der Proteinsynthese durch den betreffenden Organismus darstellen. Wir könnten auch sagen, daß der Aufbau der Knochen- und Knorpelgewebe langsamer vonstatten geht als ihre Abnützung und dadurch eine vorzeitige Alterung des Knochengerüsts hervorgerufen wird. Das ist aber noch nicht das Schlimmste. Bei schweren Formen der Arthrose sind häufig Störungen zu beobachten, die zwar in keinem direkten Zusammenhang mit ihr stehen, aber doch gleichzeitig auftreten und die Beschwerden der Betroffenen noch vergrößern. Folge davon sind oft Depressionen und manchmal sogar Verzweiflung, was leider vollkommen gerechtfertigt ist.

Zu Kopf- oder Nackenschmerzen kommen oft allgemeine Schmerzen in den Knochen und eine viel größere Anfälligkeit gegen Erkältungen, Grippe, Bronchitis oder Blasenentzündung. Es entstehen leicht schmerzhafte »blaue Flecken« an Händen, Armen oder Beinen, sogar in den Augen platzen Äderchen; das heißt, ohne daß die Betroffenen wissen wie und wann, bekommen sie an diesen Stellen einen Bluterguß. Auch mit der Verdauung gibt es Schwierigkeiten. Oft klagen

Arthrosepatienten über Völlegefühl und Leibschmerzen nach den Mahlzeiten.

Fast alle, auf die die beschriebenen Symptome zutreffen, sind hochgradig nervös. Ihr Nervensystem ist so reizbar, daß sie fast ständig in einem Zustand höchster Erregung sind. Es kommt zu depressiven Krisen und Schlafstörungen, in anderen Fällen macht sich eine fortwährende Müdigkeit bemerkbar oder die Neigung, jederzeit und in jeder Lage einzuschlafen.

Eine Halswirbelsäulenarthrose erschwert die Blutversorgung des Gehirns, was zu einem Gefühl der Unsicherheit führt und manchmal zu einer momentanen Bewußtlosigkeit.

Kalksalzmangel im Knochengerüst ist häufig auch mit einer vorzeitigen Arteriosklerose verbunden. Der Grund ist der, daß das Kalzium nicht in den Knochen gebunden werden kann und sich deshalb in den Arterien ablagert. Sie verhärten sich, werden enger und erschweren dadurch die Blutzirkulation.

Ganz allgemein können wir festhalten, daß bei vielen Menschen mit Verschleißerscheinungen am Knochengerüst Störungen des Nervensystems auftreten. Sie neigen zu einer gesteigerten Anfälligkeit für Infektionen, schlechte Verdauung und Gefäßzerreißungen (mit den bekannten »blauen Flecken«), sie schlafen schlecht und sehen alles schwarz ... wozu sie allerdings Grund genug haben.

Welcher Zusammenhang besteht nun zwischen diesen Phänomenen und der Arthrose? Auf den ersten Blick keiner. Wenn wir der Sache auf den Grund gehen, sehen wir dann aber, daß auch die Anfälligkeit für Infektionen, eine Schwäche der Blutgefäße, der Mangel an Verdauungsenzymen und Neurotransmittern im letzten ein Problem der Proteinsynthese durch den Organismus sind.

Wir wissen heute, daß jede Infektion eine Reaktion des menschlichen Körpers hervorruft. Dieser ist mit einem Verteidigungsmechanismus gegen das Eindringen von Viren und Bakterien ausgestattet, der, wenn er schnell genug reagiert, die Infektion im ersten Stadium überwindet. Kommt diese Immunreaktion, die wir später noch ausführlicher behandeln werden, nicht schnell genug in Gang, werden wir ein Opfer der Krankheit, da die eingedrungenen Erreger ihre Zahl alle zwanzig Minuten verdoppeln.

Unser Verteidigungssystem stützt sich auf eine Art Truppenverband, der aus bestimmten weißen Blutzellen, den Lymphozyten, und aus bestimmten Substanzen im Blutserum gebildet wird, die Immunglobuline oder Antikörper heißen. Sowohl die Antikörper als auch die Lymphozyten bestehen aus Proteinen. Ebenso gehören die Gefäßwände und die Verdauungsenzyme zu dieser Gruppe chemischer Verbindungen.

Übrigens treten Schwierigkeiten bei der Proteinerzeugung durch den Organismus nicht nur beim Menschen auf. Bei Tieren sind die gleichen oder sehr ähnliche Beschwerden anzutreffen.

Wir haben bereits die von Arthrosepatienten häufig beklagten Verdauungsbeschwerden erwähnt. Dabei sind wir bis jetzt noch nicht auf die Nebenwirkungen der Medikamente zu sprechen gekommen, die gewöhnlich verschrieben werden. Es handelt sich im allgemeinen um Mittel, die den Knorpelverschleiß nicht günstig beeinflussen können, die aber schädliche Nebenwirkungen auf Leber, Magen, Därme und Bauchspeicheldrüse haben. Manche bewirken auch ein Gefühl der Benommenheit, wieder andere Nervosität; einige verursachen Allergien, Ausschläge, Juckbeschwerden oder Flecken auf der Haut.

In Barcelona lernte ich die Frau eines bekannten Chirurgen kennen, Mutter von vier Kindern. Sie litt an einer schon sehr fortgeschrittenen Arthrose, trotzdem wollte ihr Mann nicht, daß sie deswegen in ärztliche Behandlung käme. Er versicherte, daß ungefähr die Hälfte aller von ihm operierten Magengeschwüre auf Medikamente zurückzuführen seien, die von Arthrosepatienten zur Linderung ihrer Schmerzen eingenommen werden.

In Fällen von schwerer Arthrose werden fast immer auch große Mengen von Medikamenten eingenommen, obwohl sie ja eigentlich auf die gestörte Knorpelbildung keinen Einfluß haben. In Mitleidenschaft gezogen werden aber Organe wie Magen und Darm, die sich meist nach längerer oder manchmal auch sehr kurzer Zeit bemerkbar machen. Neue Verdauungsbeschwerden treten auf, die umso schwerer wiegen, da die eigentlichen Arthroseschmerzen nicht verschwunden sind.

II. KAPITEL

Die Ursachen der Arthrose

Der Knorpel besteht hauptsächlich aus einem Kollagengewebe, das ungefähr 70% seiner Proteine ausmacht, aus einem anderen Protein, Elastin genannt, und aus Substanzen, die als Mucopolysaccharide bezeichnet werden. Sie bilden in wäßriger Lösung ein Gel, das durch Einlagerung von proteischen Fasern Konsistenz bekommt. Von diesen Mucopolysacchariden ist das Chondroitinsulfat reichlich im Knorpel vorhanden, während die Hyaluronsäure vor allem in der Gelenkflüssigkeit und der Gelenkschmiere vorkommt; ihre Gele wirken dort als Stoßdämpfer und Schmiermittel.

Der lebende Teil der Knochen, also die Knochenmatrix, besteht hauptsächlich aus Kollagen und Mucopolysacchariden; es scheint dieses Protein zu sein, was das Kalziumphosphat als Hydroxylapatit und in amorpher Form bindet.

Die Mineralisierung der Knochen erfolgt im Kollagenmolekül, einer Theorie nach unter direkter Beteiligung der Osteoblasten, wobei man glaubt, daß zuerst eine Pyrophosphorylierung der Seitenketten des Kollagens stattfindet. Nach einer anderen Theorie spielt alkalische Phosphatase die entscheidende Rolle bei der Einlagerung der mineralischen Substanz.

Grundsätzlich kann das gesamte Kollagen verknöchern. Man nimmt an, daß bei den »weichen« Geweben, wie beim Knorpel, das Chondroitinsulfat die Mineralisierung verhindert.

Wir sehen also, daß Proteine und Mucopolysaccharide, die ihre Konsistenz der Einlagerung von proteischen Fasern verdanken, die Knorpel und die Knochenmatrix bilden, die ihrerseits für den Einbau der Kalziumverbindungen zuständig ist.

Wenn man dies weiß, ist es logisch nachzuforschen, ob die heutige chemische Wissenschaft die wesentlichen Etappen im Aufbau dieser Verbindungen und die hierfür unbedingt notwendigen Substanzen kennt.

Tatsächlich sind seit den siebziger Jahren alle Stufen der Proteinsynthese durch den lebenden Organismus, auch den menschlichen, bekannt. Es ist sogar gelungen, die Informationen zu entziffern, die in den »Codons« unseres DNS enthalten sind. Sie bestehen aus drei benachbarten Basen und bilden unseren genetischen Code.

Bei der Proteinsynthese muß ein Enzym die DNS dazu bringen, sich aufzutrennen und die Botschafter- oder messenger-RNS (m-RNS) zu bilden, zu deren Aufbau außer den sogenannten Nucleotiden eine bestimmte Magnesiumkonzentration benötigt wird.

Der m-RNS-Strang enthält kodifiziert in Form von je drei aufeinanderfolgenden Basen, komplementär zum jeweiligen DNS-Strang, die Sequenz, mit der sich die Aminosäuren, Grundbestandteile der Proteine, verbinden müssen. So spezifiziert also die Anordnung der Codons in der Botschafter-RNS die Aminosäuresequenz auf kolineare Weise. Wir können einen groben Vergleich machen und sagen, daß die Aminosäuren für die Proteine das gleiche sind, wie die Backsteine für die Errichtung eines Hauses.

Die m-RNS bleibt nicht frei im Zytoplasma der Zelle, sondern verbindet sich mit den Korpuskeln, in denen die Proteinsynthese stattfindet. Der »Ort«, wo die genetische Botschaft abgelesen und entziffert wird und wo die die Proteine bildenden Aminosäuren richtig verbunden werden, besteht aus zwei Teilen oder Untereinheiten. Die m-RNS verbindet sich mit dem kleineren Teil, dann lagert sich der größere Teil an, wodurch der Komplex Ribosomen-RNS entsteht. Die Biochemie zeigt uns aber, daß die Ribosomen-Untereinheiten sich nicht anlagern, wenn im Zellinnern nicht eine bestimmte Magnesiumchloridkonzentration vorliegt.

Diese Information gab mir auf einem Biochemie-Kongreß, an dem ich teilnahm, der Japaner Nomura, der sich auf das Studium der Ribosomen spezialisiert hat. Er sagte mir, daß es sich um 10 Millimol handelt, das heißt um eine Konzentration von 0,01 Mol dieses Magnesiumsalzes.

Damit sich die Aminosäuren miteinander verbinden können, müssen sie von den Transfer-RNS (t-RNS) zu den Ribosomen gebracht werden. Diese RNS sind verhältnismäßig kurz, sie haben 75 bis 90 Mononucleotideinheiten. Jede der zwanzig Aminosäuren, aus denen die Proteine bestehen, hat eine spezifische t-RNS, einige haben mehrere. Aus dem Gesagten ergibt sich, daß die t-RNS in freier Form oder mit ihren Aminosäuren »beladen« vorkommen können.

Die Verbindung der Aminosäuren mit den t-RNS geschieht durch Veresterung unter Einwirkung von Enzymen, die unbedingt die Anwesenheit von Magnesium verlangen. Diese Reaktionen werden Aktivierung der Aminosäuren genannt. Sie kommen durch den Einsatz zweier hochenergiereicher Phosphatverbindungen zustande. Schließlich wird bei der Verknüpfung jeder Peptidbindung (Verbindung der Aminosäuren) zumindest ein weiteres energiereiches Molekül zu Diphosphat gespaltet. Dieses Molekül reagiert ebenfalls nur in Anwesenheit von Magnesium, woraus sich die zwingende Notwendigkeit einer bestimmten Mg-Konzentration im Zellinnern ergibt. Das Magnesium wird also benötigt:

1. zur Bildung der m-RNS,
2. zur Stabilisierung der Ribosomen,
3. zur Aktivierung der Aminosäuren (Verbindung mit den t-RNS),
4. zur Verknüpfung der einen mit den anderen, also zur Bildung des Proteinmoleküls.

Hieraus folgt für uns zweierlei. Zuerst einmal müssen wir mit der Nahrung Proteine aufnehmen. Sie liefern uns beim Abbau durch die Verdauung die Aminosäuren, aus denen unser Körper in der eben geschilderten Weise die spezifischen körpereigenen Proteine aufbaut: das Kollagen, das Elastin, die Schmiermittel der Gelenkflüssigkeit, die Antikörper, Enzyme usw.

Zum andern sehen wir, daß die Nahrung auch genügend Magnesium enthalten muß, damit die notwendige Konzentration in den Körperflüssigkeiten erreicht wird. Nur so können die außerordentlich komplexen chemischen Vorgänge in unserem Organismus, die wir den Stoffwechsel nennen, normal ablaufen, ohne daß alle die Probleme entstehen, die auf Magnesiummangel in unseren Geweben zurückzuführen sind.

Drittens muß die Nahrung unbedingt Vitamin C enthalten, soll die Regeneration des Knorpels zustande kommen. Das Kollagen wird nämlich aus Untereinheiten gebildet, dem Prokollagen, schnurartig zusammengedrehten Gebilden aus drei Strängen, von denen seinerseits jeder aus der Verbindung von ungefähr tausend Aminosäuren besteht. Diese Aminosäureketten bedürfen der Einwirkung von Ascorbinsäure (Vitamin C), damit die Aminosäuren Prolin und Lysin in die wasserstoffreicheren Verbindungen Hydroxyprolin und Hydroxylysin umgewandelt werden. Diese verknüpfen mit Hilfe von chemischen Bindungen, die man Wasserstoffbrücken nennt, die drei Polypeptidketten zu den erwähnten dreistrangigen schnurartigen Gebilden, die wir als Prokollagen bezeichnet haben.

Nun können wir noch einmal alles folgendermaßen zusammenfassen: Die Arthrose ergibt sich aus der Tatsache, daß der Ausgleich für die Abnützung der Knorpel langsamer vor sich geht als der Verschleiß; das heißt das Turnover hat sich verändert. Dies führt zu einer Schädigung der Scheiben und Gelenke, die bekanntlich aus Knorpel bestehen. Weiterhin gibt es einen Ausfall beim Aufbau der Proteine, die die Schmiermittel der Gelenkflüssigkeit bilden. Auch die Proteine und andere Substanzen, aus denen die Knochenmatrix gebildet wird, werden nicht in ausreichender Menge erzeugt, und diese ist es ja, die die Kalziumphosphatverbindungen einlagert, die ihrerseits dem Knochen Festigkeit geben und ihn in Form halten.

Andererseits lehrt uns die Biochemie, daß unser Organismus nur Proteine bilden kann, wenn wir mit der Nahrung die entsprechenden Magnesiummengen zu uns nehmen, weil ohne eine bestimmte Magnesiumkonzentration die Proteinsynthese nicht stattfinden kann. Es ist bewiesen, daß Magnesium benötigt wird für die Bildung der Botschafter-RNS, für die Stabilisierung der Ribosomen, für die Aktivierung der Aminosäuren und für die Bildung der Peptidverbindungen (Verkettung der Aminosäuren untereinander).

Ebenso bewiesen ist der Bedarf an Vitamin C für die Bildung des Kollagens. Da in den Knorpeln und in der Knochenmatrix dieses Protein am meisten vorkommt, können wir schließlich sagen, daß die normale Regeneration der Gewebe des Skeletts hauptsächlich von drei Nahrungsbestandteilen abhängt: Proteine, Magnesium und Vitamin C.

III. KAPITEL

Proteine

Die proteinreichsten Nahrungsmittel sind Hefe und Soja, in Form von Bohnen oder Mehl, deren Eiweißbestandteile ungefähr 50% ausmachen. Beides spielt in der Ernährung der westlichen Länder keine große Rolle. Soja wird bis jetzt nur wenig gegessen und Hefe wird im allgemeinen wegen ihres hohen Gehalts an Vitaminen des B-Komplexes eingenommen.

Danach haben wir das Magermilchpulver und einige fettarme Käsesorten, deren Eiweißgehalt bis zu 40% betragen kann.

Anschließend kommen Fleisch, Fisch und Meeresfrüchte, die ungefähr zwischen 20 und 25% Eiweiß haben.

Es folgen Nußkerne, wie Mandeln, Walnüsse, Haselnüsse und Erdnüsse, die annähernd 20% Eiweiß enthalten. Daran schließen sich die Eier an mit ungefähr 14% und die Hülsenfrüchte, wie Bohnen, Kichererbsen, Linsen und Erbsen, deren Proteingehalt bei ca. 10% liegt.

Die bis jetzt genannten Nahrungsmittel haben zwar einen unterschiedlich hohen Eiweißgehalt, ihre Proteine haben aber ungefähr den gleichen biologischen Wert; das heißt, im großen und ganzen sind sie für den Aufbau und die Regeneration der menschlichen Gewebe gleich wertvoll.

Dieser Hinweis ist notwendig, weil die an nächster Stelle folgenden Vollgetreide an sich schon einen verhältnismäßig geringen Eiweißgehalt haben, darüber hinaus aber auch kaum essentielle Aminosäuren wie Lysin, Methionin und Tryptophan enthalten. Sie werden essentielle Aminosäuren genannt, weil sie für die Proteinsynthese unentbehrlich sind.

Das bedeutet, daß man eine sehr große Menge Getreideprodukte verzehren müßte, um quantitativ den täglichen Proteinbedarf zu decken, daß dies aber qualitativ trotzdem nicht ausreichen würde, weil die Proteine aus Weizen, Reis, Mais und Getreide im allgemeinen keinen hohen biologischen Wert für den menschlichen Organismus haben. Ihre Aminosäuresequenz enthält wenig Reste des Lysins, von dem wir gesehen haben, daß es für den Kollagenaufbau eine wichtige

Rolle spielt. Die pflanzlichen Proteine sind ebenso arm an Tryptophan, das für die Gewebebildung benötigt wird. Mit Hilfe der gleichen Aminosäure entsteht in unseren Nervenzellen ein Neurotransmitter, das Serotonin, zuständig für das einwandfreie Funktionieren des Nervensystems.

Daher muß eine Ernährung auf der Grundlage von Getreideprodukten durch Milchprodukte, Eier und andere Proteine tierischen Ursprungs ergänzt werden. Wenn dies nicht möglich ist, sollte man vorzugsweise Soja verwenden oder Hülsenfrüchte, die mehr essentielle Aminosäuren enthalten als Getreide.

Obst und Gemüse haben praktisch keine Proteine. Ihr Eiweißgehalt erreicht kaum 1% und liegt bei manchen noch darunter.

Es ist sehr wichtig, dies zu beherzigen. In unserem Land ist es ja üblich, jeden Schmerz in den Gelenken oder im Rücken als Rheuma zu bezeichnen, auch wenn es sich um Arthrose handelt. Dann sind viele Leute der Meinung, für das »Rheuma« und folglich für die Bekämpfung der davon herrührenden Schmerzen sei es gut, auf Fleisch zu verzichten und viel Obst und Gemüse zu essen. Man denkt nicht daran, daß man für eine andere Proteinzufuhr sorgen muß, wenn man kein Fleisch essen will. Dies kann zum Beispiel ohne weiteres Fisch sein. Bei einem übermäßigen Obstverzehr wird man außerdem zunehmen und Übergewicht ist immer schlecht für ein geschwächtes Knochengerüst, das manchmal durch die Arthrose auch noch verformt ist.

Zuweilen habe ich es mit Personen zu tun, die entweder Beschwerden mit den Zähnen haben oder wenig Appetit; andere wollen einfach kein Fleisch essen, weil sie gehört haben, daß es schlecht sei, und Fisch schmeckt ihnen auch nicht. Ihre Ernährung ist arm an Proteinen und es gelingt nicht, einen Ausgleich zu schaffen, weil sie nichts von all dem essen wollen, was man ihnen vorschlägt. Für solche Fälle und zur Aufwertung der Nahrung für diejenigen, die nur wenig Fleisch oder Fisch essen, haben wir Kollagen in Dosen auf den Markt gebracht, dem schon Magnesium zugesetzt ist. Es ist in Reformhäusern und möglicherweise auch bald in Apotheken zu haben. Beim Kollagen handelt es sich, wie oben erwähnt, um das für die Knorpel wichtigste Protein.

Eine halbe Dose entspricht ungefähr einem Beefsteak oder einer Portion Fisch, und zwei bis drei Eßlöffel voll können die Suppe, das Gemüse oder eine heiße Brühe anreichern, wenn der Speiseplan arm an Eiweiß ist.

Manche Leute haben keinen Appetit, anderen bekommt die Milch nicht; morgens eine drittel Dose mit einem Teller Suppe wäre für sie ein ideales Frühstück.

Vitamin C (Ascorbinsäure)

Es ist eines der ersten bekannten Vitamine. Ursprünglich wurde es Antiskorbutika genannt, weil sein Fehlen den Skorbut hervorruft. Dabei blutet das Zahnfleisch, es treten Blutergüsse auf, die Zähne werden locker und fallen aus, weil das kranke Zahnfleisch ihnen keinen Halt mehr gibt. Weiterhin treten Arthralgien auf, das heißt durch Arthrose verursachte Schmerzen in den Gelenken. Schon Plinius erzählt, daß die römischen Legionen, die das heutige Holland belagerten, »steife Knie bekamen«. Also fehlte ihnen damals die Ascorbinsäure, das Vitamin C, so daß bei diesen Soldaten die Kollagenbildung ausfiel. Dieses Protein bildet aber, wie wir gesehen haben, den Hauptbestandteil des Knorpels, kommt im Zahnfleisch vor und verbindet die Zellen in den Blutgefäßen miteinander. Daher führt der Mangel an Vitamin C zu den aufgezählten Beschwerden.

Tatsächlich ist eine schwere Arthrose oft mit blutendem Zahnfleisch verbunden und die Zähne werden locker. Auch die durch Gefäßzerreißungen verursachten blauen Flecken sind häufig.

Vitamin C ist in allen Obstarten, vor allem in den Zitrusfrüchten und Kiwi reichlich vorhanden, ebenso wie in rohem Gemüse. Wenn wir also Saft von Apfelsinen, Zitronen oder Grapefrucht trinken und rohes Obst und Gemüse essen, wird unser Körper genügend Vitamin C bekommen. Wer ein mangelhaftes Gebiß hat, kann Obst und Gemüse auch im Mixer zerkleinern.

Magnesium

Von diesem mineralischen Element wußte man, daß es notwendig ist, um das Zentralatom im Chlorophyllmolekül zu bilden. Dieser grüne Farbstoff ermöglicht es den Pflanzen, die Energie aus den

Sonnenstrahlen aufzunehmen, sie in chemische Energie umzuformen und damit die Synthese der sogenannten organischen Substanzen, wie Zucker, Fett und Protein, durchzuführen. Noch in den sechziger Jahren konnten wir in den Büchern über Landwirtschaft und Düngung lesen, daß das Magnesium auch am Phosphortransport in der Pflanze beteiligt ist; nichts weiter.

In den siebziger Jahren stellte man dann fest, und inzwischen ist es genau bewiesen, daß die als energiereich bezeichneten Phosphatmoleküle, wie Adenosin-triphosphat oder ATP und Adenosin-diphosphat oder ADP, und alle ähnlichen Moleküle, wie GTP, CTP, UTP, usw., nur bei bestimmten Magnesiumkonzentrationen im Zellinnern reagieren können.

Da **alle** und zwar **absolut alle Synthesen**, das heißt jeglicher Aufbau komplexer Substanzen aus einfacheren, **bei allen Lebewesen** mit Hilfe dieser energiereichen Moleküle erfolgen, ergibt sich, daß der Aufbau von Proteinen, Hormonen, Enzymen, Antikörpern, Neurotransmittern und Nucleinsäuren, wie DNS und RNS, an das Vorhandensein bestimmter Magnesiumkonzentrationen im Zytoplasma der Zellen gebunden ist. Darüber hinaus findet auch die Repolarisierung der Nervenfasern, die eine elektrische Potentialdifferenz gegenüber der sie umgebenden Flüssigkeit haben, und die Repolarisierung, das heißt die elektrische Aufladung, der Muskelfasern mit Hilfe von ATP statt, dem bei den lebenden Organismen am häufigsten vorkommenden energiereichen Molekül.

Wenn Pflanzen und Tiere eine Arbeit leisten, was immer mit einem Energieaufwand verbunden ist, dann wird dazu die Energie eingesetzt, die von den Phosphat- und Pyrophosphatverbindungen des ATP oder eines ähnlichen Moleküls freigesetzt wird. Diese Reaktion findet aber nur in Anwesenheit eines zweiwertigen Kations statt, wobei es sich in den Zellen der Lebewesen um das Ion Mg^{++} und in den extrazellulären Flüssigkeiten im allgemeinen um das Ion Ca^{++} handelt.

Da die Synthese von Protein und fast allen anderen durch Lebewesen aufgebauten Substanzen im Zellinnern stattfindet, wird uns klar, daß Magnesiumionen notwendigerweise vorhanden sein müssen, damit diese Vorgänge ablaufen können. Und? Hat es mit dem Magnesium etwas Besonderes auf sich? In der Tat ist das heute der Fall.

Seit ungefähr fünfzig Jahren werden in großem Maß die sogenannten Kunstdünger verwendet, von denen einige, wie Harnstoff und Ammonsulfat, Syntheseprodukte und deswegen fast chemisch rein sind.

Früher dagegen wurden die Äcker mit dem bei der Tierhaltung anfallenden Mist gedüngt und mit Guano, der eingeführt wurde.

Diese Praxis, an Stelle von Guano gewohnheitsmäßig stickstoff-, phosphor- und kaliumhaltigen Dünger einzusetzen, die »drei Großen der Düngung« oder N – P – K, hat die Böden an Magnesium und bestimmten anderen Spurenelementen, wie z. B. Jod, verarmen lassen.

Es gibt keinen geschlossenen Kreislauf mehr von Boden – Pflanze – Tier – Boden. Mit der Düngung, wie sie heute fast allgemein empfohlen wird, haben wir einen Störfaktor eingeführt. Der Boden erhält nur einen Teil der Substanzen zurück, die er uns mit den Ernten liefert. Natürlich wird ihm das gegeben, was man ihm in großem Maße nimmt, aber das reicht nicht, weil die Zusammensetzung der Dünger im allgemeinen unvollständig ist. So sind die landwirtschaftlichen Nutzflächen an Magnesium, Jod und anderen Spurenelementen, wie z. B. Kupfer und Blei, verarmt und dieser Prozeß geht weiter.

Dazu kommt aber noch etwas. Manchmal wird Kalium in großen Mengen verwendet, zum Beispiel bei der sogenannten Grunddüngung. Die Einsatzmengen von Phosphor und Kalium werden dabei so berechnet, daß zwei oder drei Jahre lang nicht nachgedüngt werden muß. In diesen Fällen kann es sein, daß auch bei einem ausreichenden Magnesiumvorkommen im Boden der Überschuß an Kalium die Pflanze daran hindert, die normale Magnesiummenge aufzunehmen. Das K^+ (Kalium) und das Mg^{++} (Magnesium) sind nämlich antagonistische Ionen und man hat herausgefunden, daß ein sogenannter »Luxuskonsum« des Kaliums durch die Pflanzen erfolgt, während sie das Magnesium verschmähen.

Dieses von uns künstlich hervorgerufene Phänomen tritt aber auch in der Natur auf, und zwar bei sehr kalkhaltigen Böden. Es besteht nämlich ebenfalls ein Antagonismus von Ca^{++} und Mg^{++}, so daß es genauso zu einer übermäßigen Kalziumaufnahme durch die Pflanzen kommen kann, gleich, ob der Kalk schon immer im Boden vorhanden war oder im Übermaß zugeführt wurde. Die Magnesiumaufnahme wird dadurch ebenfalls beeinträchtigt. Nimmt der Gehalt bestimmter Mineralien im Boden ab, dann hat das einen entsprechenden Mangel in den Nahrungsmitteln und im Tierfutter zur Folge.

Diese Zusammenhänge haben Ärzte, Ernährungswissenschaftler und Biochemiker noch nicht zur Kenntnis genommen, wohl weil sie nicht zu ihren eigentlichen Studienbereichen gehören. Trotzdem handelt es sich um Tatsachen, ist es die Wirklichkeit. Solange sich die

Zusammensetzung des Düngers nicht ändert, dessen Verwendung man der Landwirtschaft empfiehlt, solange man ihn also nicht mit Magnesium, Jod und anderen Spurenelementen anreichert, wird es ständig mehr Arthrosen, Nervenleiden, Muskelbeschwerden geben, werden wir immer anfälliger werden gegen Infektionen und Erkältungskrankheiten, wird es immer mehr Menschen mit Nierensteinen und Arterienverkalkung geben. Und alles nur deswegen, weil die Nahrung der Menschen in der westlichen Welt nicht genug Magnesium enthält.

Es ist bemerkenswert, daß bei Arthrose und bestimmten, nicht mit Störungen der Histokompatibilität verbundenen Formen von Arthritis, deren Grundursache ein schwerer Magnesiummangel ist, die Betroffenen sich erwiesenermaßen über die Symptome beklagen, die für das Fehlen dieses Minerals als charakteristisch bekannt sind.

Traurigkeit, Depressionen, Neigung zum Weinen, Schwarzseherei, Kopf- und Nackenschmerzen, Unsicherheit beim Gehen, Benommenheit, Müdigkeit beim Aufwachen, Druck auf der Brust, Tachykardie, Schmerzen und Stiche in der Herzgegend, Blähungen, schlechte Verdauung, Völlegefühl nach den Mahlzeiten; bei anderen Steine oder Grieß in den Nieren, Haarausfall, splitternde Nägel, Platzangst oder Schwindelgefühl; und das zusätzlich zu den von der Arthrose direkt verursachten Schmerzen und Beschwerden.

Auf der Welt gibt es Tausende und Abertausende von Personen, die unter Angstzuständen und Depressionen leiden, die sich unfähig fühlen, mit ihren Schwierigkeiten fertig zu werden. Zuweilen verspüren sie in der Brust auch noch ein Druckgefühl, Schmerzen oder Stiche, und so leben sie ständig in der Angst, etwas am Herzen zu haben und jederzeit einen Herzanfall bekommen zu können. Das sind die sogenannten falschen Herzbeschwerden oder Beschwerden nervösen Ursprungs. So etwas sagte man auch mir, und wenn ich es hörte, dachte ich: »Ich habe doch immer ein sehr ausgeglichenes Nervensystem gehabt; warum funktioniert es jetzt so schlecht?«

Manche Leute, die zu mir kommen, sagen: »Ich glaube, daß mir etwas fehlt; ich verstehe nicht, warum mir das alles passiert. Ich war normal, mit einem klaren Kopf, ohne Neurose und allmählich – manchmal sagen sie auch plötzlich – bin ich ängstlich geworden, reizbar, mit den Nerven fertig ... ich will mich beherrschen und kann es nicht. Ich sehe ein, daß ich keinen Grund habe, mich zu ängstigen, und trotzdem bin ich ständig unruhig.« – Zusammen mit den eigentlichen Arthroseschmerzen ergibt dies ein sehr düsteres Bild.

Nahrungsmittel mit hohem Magnesiumgehalt

Der Reihe nach sind es ungefähr folgende: Kakao, Mandeln, Sojabohnen und -mehl, Haselnüsse, Walnüsse, Pinienkerne, Vollgetreide, Datteln, Feigen und Hülsenfrüchte.

Sehen wir diese Liste an, wird uns klar, daß es sicher viele Personen gibt, die die aufgeführten Nahrungsmittel nicht regelmäßig zu sich nehmen, vielleicht weil sie es mit der Leber zu tun haben oder um nicht zuzunehmen. Wenn man dazu noch berücksichtigt, daß alle landwirtschaftlichen Produkte, auch die aufgeführten, einen immer geringeren Magnesiumgehalt haben, dann wird leicht verständlich, warum die Arthrose zunimmt und wie schwerwiegend das Übel ist, weil den Medizinern bis jetzt entgangen ist, wo seine Wurzel liegt.

Da man normalerweise niemand raten wird, viel Kakao zu essen oder viele Mandeln, und da Soja in unserer Ernährung noch nicht häufig vorkommt, kompensieren wir den Magnesiummangel am besten durch die Einnahme einer Magnesiumverbindung. Bei schweren Mangelerscheinungen empfehle ich gewöhnlich eine tägliche Dosis von drei Gramm kristallisiertem Magnesiumchlorid, auf zwei- oder dreimal zusammen mit den Mahlzeiten einzunehmen.

Bei Übersäuerung des Magens ersetze ich das Chlorid durch Carbonat und die einzunehmende Menge beträgt dann zwei Gramm, ebenfalls auf zwei- oder dreimal am Tag verteilt.

Höre ich dagegen etwas von einer Vorgeschichte mit Nierensteinen oder -grieß oder lassen Analyseergebnisse, die man mir bringt, einen hohen Gehalt an Harnbestandteilen im Blut erkennen, was zusammen mit den Erklärungen des Betreffenden ebenfalls an Nierensteine denken läßt, dann empfehle ich im allgemeinen Magnesiumacetat.

Allerdings habe ich in all den Jahren, seit ich mich mit diesen Problemen befasse, die Erfahrung machen können, daß jede der erwähnten Magnesiumverbindungen die aus Oxalat und Kalkphosphat bestehenden Steine auflöst. Bei großen Steinen kann es vorkommen, daß sie in Bewegung geraten, wenn ihr Umfang abnimmt, und daß sie dann an einer engen Stelle, wie dem Harngang, eine Kolik hervorrufen. Wohlgemerkt, dies geschieht nicht, weil das Magnesium Ablagerungen verursacht hätte, sondern weil es sie auflöst und sie, wenn sie kleiner werden, ausgeschieden werden.

Bei einer bestehenden Nierenentzündung – dies gilt nicht für Entzündungen der Blase – sollte diese zuerst auskuriert werden, bevor man anfängt, Magnesium einzunehmen. Es gibt nämlich Bakterien, die die Harnsäure zersetzen können, wobei sich Ammoniak bildet. Dieses könnte dann mit dem Magnesium Magnesiumammonphosphatsteine bilden. Diese Möglichkeit ist zwar sehr gering, doch warte ich das Ende einer Nierenentzündung ab, bevor ich anfange, Magnesium zu geben.

Anders ist es bei Blasenentzündungen. Hier sind Magnesiumsalze die ideale Behandlung, die sich mit Thymian- und Oreganumtee unterstützen läßt.

Sind alle Magnesiumverbindungen gleich wirksam?

Ja. Mit allen Magnesiumverbindungen, die Sie in Apotheken und Reformhäusern bekommen, können die aufgezeigten Mangelerscheinungen behandelt werden. Was nämlich tatsächlich reagiert, ist das Ion Mg^{++}, das notwendigerweise mit einem anderen Teilchen mit negativer Ladung, also einem Anion, zu einem neutralen Gebilde verbunden sein muß.

Was also die Wirkung des Magnesiums betrifft, ist es gleich, ob man Chlorid, Carbonat, Acetat, Oxyd, Succinat, Aspartat, Pyrrolidincarboxilat, usw. nimmt. Alle diese Verbindungen werden im Magen durch die darin wirksame Salzsäure in Magnesiumchlorid umgewandelt.

Früher allerdings, als man noch nicht die heutigen Kenntnisse der Biochemie hatte, empfahl man, die vier Magnesiumhalogenide einzunehme, also Chlorid und Bromid, Fluorid und Jodid. Heute ist bekannt, daß die Bromide kanzerogene Stoffe sind, deren mutierende Wirkung genau erforscht ist. Man weiß, daß sich das Brom mit dem Uracil verbindet und dieses Bromuracil BU imstande ist, eine bestimmte Mutation hervorzurufen, die Übergangsmutation genannt wird. Das 5-Bromuracil hat nämlich eine große strukturelle Ähnlichkeit mit dem Thymin und bei der Reduplikation der DNS wird es leicht anstelle dieser Base eingebaut. Ist das Thymin durch das BU ersetzt, kann dies zum Austausch von Adenin gegen Guanin in der Komplementärkette führen und bei der nächsten Reduplikation wird das Guanin häufig mit dem Cytosin in der neuen Komplementärkette »verwechselt«.

So läßt sich der Mechanismus beschreiben, durch den es bei der Reduplikation der DNS zu Mutationen kommen kann; als Folge davon bilden sich Mutanten, die Krebs verursachen können.

Das genaue Wissen um die Reduplikation der DNS und die Bildung der Tochterzellen gestattet es, die charakteristischen krebserregenden Substanzen zu erkennen. Unter ihnen befindet sich das Brom, das deshalb für Weine und andere Nahrungsmittel verboten wurde. Wir wollen es also auch nicht freiwillig zu uns nehmen.

Man wird Ihnen auch hochentwickelte und folglich teure Magnesiumprodukte anbieten, aber die Wirkung ist die gleiche. Verschiedene pharmazeutische Laboratorien sind an mich herangetreten, um zusammen mit mir ein neues Magnesiumprodukt herauszubringen und es dem Ärztestand vorzustellen. Ich habe ihnen das gleiche gesagt, was Sie gelesen haben: jede der erwähnten Magnesiumverbindungen ist gleich wirksam und folglich geeignet für die Behandlung der Magnesiummangelerscheinungen.

Nun beklagt man immer wieder, daß die Entwicklung neuer Pharmaprodukte viel Geld verschlinge und daß sie deswegen, einmal auf den Markt gekommen, teuer sein müßten, um die Entwicklungskosten wieder hereinzubringen. Das ist ein Problem. In unserem Fall können Sie aber ganz sicher sein, daß jedes Magnesiumsalz gleich wirksam ist. Im Hinblick auf Ihren Geldbeutel rate ich Ihnen deswegen, das preiswerteste zu kaufen. Mit einem nämlich müssen Sie rechnen: die Behandlung ist lang und wenn sich die Bodenbeschaffenheit nicht ändert, wird sie sogar lebenslang sein.

Ein Beweis dafür, daß das Magnesium vom Organismus aus jeder seiner Verbindungen aufgenommen wird, solange sie nur löslich ist, ist auch darin zu sehen, daß es früher, solange es in der Nahrung ausreichend vorhanden war und ausschließlich mit dieser aufgenommen wurde, in den verschiedensten Formen vom Körper assimiliert wurde, wie man es ihm eben zuführte, das heißt als Chlorid, Carbonat, Ascorbat, Citrat, Aspartat, Malat, Succinat, usw.

Sie werden manchmal lesen, daß die Magnesiumsalze laxieren, das heißt abführen. Will man diese Wirkung aber verhindern, beginnt man allmählich, nimmt am Anfang nur kleine Mengen zusammen mit dem Essen ein und erhöht die Dosis ganz langsam. So werden unangenehme Begleiterscheinungen vermieden.

Wenn man die abführende Wirkung fürchtet, kann man auch stopfende Tees trinken, wie Schwarzen Tee oder Kakaoschalentee.

IV. KAPITEL

Ernährungsplan zur Behebung der Arthrose

Ebenso wichtig wie das Magnesium sind die Proteine und das Vitamin C. Deswegen sollte man darauf achten, daß keiner dieser drei Nährstoffe im Lauf des Tages fehlt, vor allem nicht beim Frühstück, der ersten Mahlzeit am Tag nach 8, 9 oder 10 Stunden ohne Nahrungsaufnahme. Ihm kommt eine besondere Bedeutung bei der Arthrosebekämpfung zu.

Spanien ist auch da anders. Das sage ich immer wieder. Von allen mir bekannten Ländern hat es das späteste Mittagessen und trotzdem das am allerwenigsten nahrhafte Frühstück.

Etwas Kaffee, mit oder ohne Milch, ein Gebäckstückchen, eine kleine Schneckennudel oder vier Kekse. Wer Brot mit Butter und Marmelade frühstückt, pflegt zu sagen, daß er ein sehr komplettes Frühstück zu sich nimmt. Darauf ist zu antworten: Und wo sind die Proteine? Wo ist das Vitamin C? Wenn Sie Proteine und rohes Obst brauchen, nützt es ja nichts, Brot mit Marmelade zu essen, das ist Stärke und Zucker, also Kohlehydrate. Auch Butter auf dem Brot macht die Sache nicht besser, denn dabei handelt es sich um Fett.

Sie werden sich daran erinnern, daß ich in einem anderen Kapitel schon die proteinreichen Nahrungsmittel aufgezählt habe. Ich schlage also ein Frühstück mit einem Ei und einer Scheibe rohem Schinken ohne Fett vor, Brot – möglichst Vollkornbrot –, Obst oder Saft von Apfelsinen, anderen Zitrusfrüchten oder Tomaten und Kaffee mit Milch oder Tee.

Wer Cholesterin hat, sollte statt des Eies eine zweite Scheibe Schinken essen oder 40 g mageren Hartkäse oder 80 g Weichkäse aus entrahmter Milch.

Wenn zwischen dem Frühstück und dem Mittagessen eine große Zeitspanne liegt, wie bei denjenigen, die um acht Uhr frühstücken und erst um drei Uhr zu Mittag essen, sollte man ungefähr um elf Uhr eine kleine Zwischenmahlzeit zu sich nehmen: ein paar Mandeln oder Haselnüsse oder ein kleines Stück Brot mit Halbfett- oder Magerkäse. Es gibt ihn schon in Portionsstücken verpackt zu kaufen, so daß man ihn leicht irgendwo im Büro aufheben und ihn sogar ohne Brot essen kann, wenn der Augenblick kommt, wo man ein Loch im Magen verspürt.

Das Mittagessen, das manche Leute in Spanien erst um halb vier Uhr einnehmen, zum Beispiel die Bankangestellten und Angehörige ähnlicher Berufe, ist so die dritte Mahlzeit am Tag. Sie kann wie üblich zusammengestellt sein, muß aber den Bedarf an Proteinen und Vitaminen berücksichtigen, damit Knorpel aufgebaut werden können, und sie sollte nicht zu reichhaltig sein, um einer Gewichtszunahme vorzubeugen.

Übergewicht belastet das Knochengerüst und ist vor allem dann sehr schädlich, wenn es sich bei den von der Arthrose am meisten betroffenen Partien um die Lendengegend, die Hüften, die Knie oder die Füße handelt.

Der Unterleib wird nämlich von bänderartigen Muskeln gestützt, die hinten in Taillenhöhe ansetzen. Wenn er dick wird, oder auch bei Schwangerschaften, wird dadurch die Lendengegend nach innen gedrückt. Es kommt dabei leicht zu Verklemmungen, die an den entsprechenden Stellen Schmerzen verursachen oder den Ischiasnerv in Mitleidenschaft ziehen, wobei die Schmerzen in die Beine ausstrahlen.

Wir sollten also gut frühstücken und dabei das bevorzugen, was dem Aufbau der Knorpel dient; was dick macht, sollten wir verbannen. So werden wir gut arbeiten können und mit allen Stoffen versorgt sein, die unser Organismus im Lauf des Vormittags benötigt, um Proteine aufzubauen. Auch werden wir so am Mittag, wenn in Spanien die Hauptmahlzeit eingenommen wird, keinen allzu großen Hunger haben. Sind wir aber nicht ausgehungert, können wir mäßig von den kohlehydrathaltigen Speisen essen, wie Reis, Nudeln und Kartoffeln. Sollte es notwendig sein, können wir so abnehmen, oder wenn wir schon das für unsere Konstitution optimale Gewicht haben, können wir es halten. Allerdings dürfen wir nicht den Fleisch- oder Fischgang überspringen, in unserem Land üblicherweise der zweite, weil dieser Bedarf an Proteinen besteht, auf den ich jetzt schon oft hingewiesen habe.

Zuweilen begegnen mir verhältnismäßig junge Frauen mit einem außerordentlich gealterten Knochengerüst. Wenn ich mich danach erkundige, was sie normalerweise essen, bekomme ich im allgemeinen etwa folgendes zu hören: »Sehen Sie, da mir Gemüse und Salate so gut schmecken, überspringe ich manchmal den Fleischgang« oder: »Ich habe so vieles über Fleisch gehört; daß es nicht gut gegen ,die Schmerzen' ist, daß es Harnsäure erzeugt, daß es Hormone enthält ... So habe ich das Fleisch gelassen. Ich gebe es meinem Mann und den Kindern, aber ich esse nichts mehr davon.«

Das mit den Hormonen stimmt bis jetzt. Allerdings nehme ich an, daß man das bald in allen Ländern regeln wird. Leute, die Angst vor den Futterzusätzen haben, sollten dunkles Fleisch essen, das heißt von Kuh oder Rind, die im allgemeinen Grünfutter bekommen, oder Fleisch von Lamm, das üblicherweise vom Mutterschaf gesäugt wird und Gras frißt. Andernfalls sollten sie Fisch essen.

Ich möchte hier daran erinnern, daß man auch wenn man Cholesterin hat, unbedenklich Sardinen, Sardellen, Brassen, Kabeljau usw. essen kann, sogar gebraten oder mit Soßen, wenn man hierfür sehr leichtes Öl verwendet.

Zusammenfassend: Wenn wir in Gefahr sind zuzunehmen, essen wir als ersten Gang am besten Gemüse oder Salat; danach essen wir ungefähr 120 g Fleisch. Da wir Nahrung brauchen, die uns mit Vitamin C versorgt, müssen wir etwas Rohes essen, also Salat oder Obst.

Für den Nachmittag ist eine kleine, dem persönlichen Geschmack entsprechende Zwischenmahlzeit empfehlenswert: ein Joghurt mit Obst oder Nüsse mit einer Scheibe Vollkornbrot und ein Glas Milch oder Tee. Nun kommen wir zum Abendessen.

Bei der letzten Mahlzeit am Tag müssen wir darauf achten, daß wir nicht viel Stärkehaltiges essen, was uns dick machen würde. Unser Körper benützt diese Stoffe nämlich zur Gewinnung von Energie für die Muskelarbeit. Nach dem Abendessen verhalten wir uns aber normalerweise ruhig, lesen, sehen fern, unterhalten uns und gehen danach zu Bett. Daher ist es sehr wichtig, daß diese Mahlzeit am Abend aus Gemüse oder Gemüsepüree und ca. 150 g Fisch besteht. Damit wäre dann unserer Meinung nach der Proteinbedarf gedeckt, den eine Person mittlerer Größe für den Ausgleich des Gewebeverschleißes und die Erzeugung von Hormonen, Enzymen und Antikörpern hat.

Bei einem jungen Menschen, der noch wächst, besteht ein größerer Bedarf an proteinhaltigen Nahrungsmitteln. Wir sollten ihm zum Frühstück zwei Eier geben und ihn dann, wie ich zu den Müttern sage, »essen lassen, nach was er Appetit hat; denn schließlich haben wir uns noch einen Rest von Instinkt bewahrt, der uns dazu bringt, auf bestimmte Sachen Lust zu haben«.

Ich selbst erinnere mich noch gut daran, daß ich immer hinter

Schokolade her war, als ich den sehr starken Magnesiummangel hatte; je schwärzer, desto besser. Mandeln und Hülsenfrüchte waren damals meine Leibspeisen.

Es gab auch Zeiten, in denen mir Ölsardinen außerordentlich gut schmeckten; sie sind reich an Vitamin A und D.

Deswegen rate ich den Müttern, heranwachsende Kinder essen zu lassen, was ihnen schmeckt, vorausgesetzt natürlich, daß es nichts ist, was schädlich sein könnte.

Auch wenn es sich um großgewachsene Personen handelt, muß die Ernährung proteinreicher sein, weil sie einen größeren Verbrauch haben. Das gleiche gilt für Schwangerschaften, für die Zeit des Stillens, nach einer Operation oder wenn man Verbrennungen erlitten hat.

Beherzigen Sie meinen Rat, zum Frühstück Obst zu essen oder Apfelsinensaft zu trinken, es kann auch Zitronen- oder Grapefruchtsaft sein, damit ihr Körper schon morgens die notwendige Vitamin C-Menge zur Verfügung hat.

Wieviel Magnesium eingenommen werden sollte, hängt davon ab, ob es sich um einen schweren, mittleren oder leichten Mangel handelt. Diesen drei Mangelzuständen entspricht eine tägliche Menge von drei, zwei bzw. einem Gramm kristallisiertem Magnesiumchlorid, die über den Tag verteilt auf zweimal einzunehmen ist. Drei Gramm kristallisiertem Chlorid entsprechen ungefähr zwei Gramm getrocknetes Chlorid (in Pulverform) oder auch zwei Gramm Magnesiumcarbonat oder -acetat.

Ein schwerer Magnesiummangel verursacht Erscheinungen wie Verkrampfungen, steife Muskeln, Krampfanfälle, Kribbelgefühle, rasch einschlafende Glieder, Tachykardie und Druckgefühle in der Brust.

Andere Erscheinungsformen eines beträchtlichen Magnesiummangels sind Zuckungen der Augenlider, Traurigkeit, Depressionen, Angstgefühle, Schwarzseherei, Müdigkeit – sogar beim Aufwachen. Von Personen, denen Magnesium fehlt, hört man häufig den Satz: »Wenn ich aufstehe, fühle ich mich schlechter und müder als beim Zubettgehen.« Ich erinnere mich daran, daß ich sagte: »Es kommt mir so vor, als ob mich in der Nacht einer verprügelt hätte.« Morgens war ich nämlich steifer und hatte größere Schmerzen, als wenn ich nachmittags ein paar leichte Arbeiten machte. Wenn man sich aber vergegenwärtigt, daß man seit dem Abendessen, also seit 8, 9 oder 10 Stunden, nichts mehr gegessen hat und daß das Abendessen manchmal auch noch kärglich ist und vor allem aus Gemüse und Obst besteht, die arm an Magnesium und reich an Kalium sind, dann versteht man, warum man sich gerade am Morgen und beim Aufstehen am schlechtesten fühlt und am häufigsten Muskelkrämpfe bekommt.

Oxalat- und Kalkphosphatsteine, splitternde und brechende Nägel und übermäßiger Haarausfall sind ebenfalls auf Magnesiummangel zurückzuführen. Wenn einem Mann die Haare allmählich ausfallen und wenn auch sein Vater eine Glatze hatte, pflege ich zu sagen, daß nur eine Mütze Abhilfe schaffen kann. Wenn die Haare aber büschelweise ausgehen, sollte man nachprüfen, ob eine besondere Streßsituation vorliegt, ob es schwere Sorgen gibt oder die Arbeitslast das erträgliche Maß übersteigt. In diesem Fall läßt sich der Haarausfall mit Magnesium und einer entsprechenden Kost bekämpfen.

Ich erinnere mich an meine eigenen Examen. Ich machte mir viele Sorgen und studierte, so wage ich zu sagen, übermäßig, das ganze Semester hindurch. Es gab Zeiten, in denen ich fast Angst hatte, mich zu kämmen, wußte ich doch, daß der Kamm voller Haare sein würde.

Ein anderer Grund für einen anormalen Haarausfall kann Eisenmangel sein, der sich leicht mit Hilfe einer Analyse feststellen läßt. Er ist bei Personen mit Neigung zu Blutarmut zu vermuten. Wenn jemand keine Speisen ißt, die aus dem Meer kommen, kann es sich ebenso um Jodmangel handeln. Früher waren alle Böden sedimentären Ursprungs, im Gegensatz zu den magmatischen, genügend mit Jod versorgt. Durch die chemische Düngung sind die Anbauflächen auch in Bezug auf Jod verarmt. In einem solchen Fall kann man komprimierte Algen einnehmen, um den Mineralmangel auszugleichen.

An dieser Stelle möchte ich noch auf etwas anderes hinweisen. Zwar sind außer Gemüse und Obst fast alle Nahrungsmittel reich an Phosphor, trotzdem ist es bei Magnesiummangel angezeigt, Lezithin einzunehmen, ein Naturprodukt mit einem sehr hohen Gehalt an organischem Phosphor. Es ist in flüssiger Form oder in Kapseln zu haben. Das Lezithin wird sehr gut assimiliert, unterstützt die Verdauung der Fette, hilft der Galle bei ihrer Zerteilung in feinste Tröpfchen und löst wegen seiner emulgierenden Eigenschaften Klümpchen von Cholesterin-Fett im Blut auf.

Von den üblichen Nahrungsmitteln sind reich an Phosphor alle Käsearten, Magermilchpulver, die Meeresfrüchte, Fische, Eier, Hirn, Leber, Fleisch, Nußkerne, wie Mandeln, Haselnüsse, Walnüsse, Erdnüsse, Pinienkerne, die Hülsenfrüchte, Weizenkeime und die Keime anderer Getreidearten.

Französische und nordamerikanische Ärzte haben Studien durchgeführt, aus denen sich ergibt, daß die Noradrenalinausschüttungen einen Verlust von Phosphor und Magnesium durch den Harn zur Folge haben. Deshalb führen Sorgen, Studium und Arbeitsüberlastung zu einem sogenannten Sekundärdefizit an Magnesium. Daß das Primärdefizit vom Magnesiummangel in der heutigen Ernährung verursacht wird, haben die in Frankreich durchgeführten Studien ebenfalls bewiesen.

Auch die Östrogene, die weiblichen Hormone, führen zu einem Magnesiumverlust durch den Harn, gleich ob sie endogenen Ursprungs, das heißt körpereigen, sind oder zugeführt werden, wie dies bei »der Pille«, den oralen Verhütungsmitteln, der Fall ist.

Da das Magnesium antithrombotische Eigenschaften hat, ist es möglich, daß ein durch Östrogene hervorgerufenes Magnesiumdefizit der Grund dafür ist, daß sich bei Frauen, die orale Verhütungsmittel einnehmen, leicht Thrombosen bilden. Wie ich gehört habe, gibt es in Frankreich schon Ärzte, die ihren Patientinnen, denen sie die Pille als Verhütungsmittel verschreiben, raten, als Ausgleich Magnesium einzunehmen.

Bei einer zu geringen Aufnahme von Magnesium oder bei einem aus den angeführten Gründen entstandenen sekundären Verlust zehrt der Organismus die Reserven auf, die sich in der Knochenhaut befinden. So wird klar, daß auf die Störungen, die ein vorübergehender oder anhaltender Magnesiummangel verursacht, die vorzeitige Alterung des Skeletts folgt und die Arthrose mit den übrigen Beschwerden in Erscheinung tritt.

Deshalb ist die Arthrose häufig bei Frauen nach einer Schwangerschaft anzutreffen, werden doch in dieser Zeit ihre Reserven für den Aufbau der Gewebe und der Knochen des Kindes aufgezehrt. Ebenso macht sich Arthrose oft bemerkbar, wenn eine Zeitlang orale Verhütungsmittel genommen wurden, in den Wechseljahren und nach einer Streßperiode, wie dies zum Beispiel die Pflege eines Schwerkranken oder ähnliches sein kann.

In anderen Fällen tritt die Arthrose nach einer Operation oder im Anschluß an eine Krankheit auf. Ebenso wie in den bereits angeführten Fällen werden die Magnesiumreserven in der Knochenhaut aufgebraucht und der Aufbau der Knorpel vezögert sich. Da es sich dabei um ein Stützgewebe handelt, ist sein Verschleiß für den Organismus als Ganzes nicht lebensbedrohend.

Das Magnesium in den menschlichen Geweben

Im menschlichen Körper sind 23 bis 24 g Magnesium vorhanden, die sich auf 1% in den Körperflüssigkeiten und 99% in den Geweben verteilen. Von diesen letzteren entfallen 70% auf das Knochengerüst und 29% auf die Muskeln, Nervengewebe und Eingeweide. Nach dem Kalium ist Magnesium das zweite intrazelluläre Kation.

Wir wissen aber nicht nur, daß fast Dreiviertel des Gesamtmagnesiums im Knochengerüst vorkommt. Beim II. Weltsymposium über das Magnesium, im Jahr 1976 in Kanada, hielt Frau Doktor E. M. Carlisle von der Universität Kalifornien einen Vortrag über die Verteilung bestimmter Mineralstoffe im menschlichen Gewebe. Sie führte darin aus, daß die größte Magnesiumkonzentration in der Kochenhaut anzutreffen ist, das heißt in der Membran, die die Knochen umschließt und in der die Proteine der Knorpel und der Gelenkflüssigkeit produziert werden.

Wie Sie sehen, führen uns alle diese Fakten auf das zurück, was ich am Anfang dieses Buches geschildert habe. Das Arthroseproblem entsteht dadurch, daß die Proteine beim Turnover des Skeletts langsamer auf- als abgebaut werden. Dies kann zurückzuführen sein auf

1. zu wenig Proteine in der Ernährung,
2. fehlendes Vitamin C und
3. einen verbreiteten Magnesiummangel,

der von den Ärzten nicht bemerkt werden konnte, weil seine Ursachen im Rahmen ihres Studiums nicht behandelt werden; diese sind hauptsächlich in den heute üblichen Düngungsmethoden zu sehen, die den Bauern von den verschiedenen landwirtschaftlichen Gremien empfohlen werden.

Früher glaubte man, daß die Pflanzen das Magnesium für den Chlorophyllaufbau benötigen. Solange sie eine prächtige Farbe hatten, kam man natürlich nicht auf die Idee, daß den landwirtschaftlich genutzten Flächen dieses Element fehlen könnte. Wir wissen auch erst seit kurzer Zeit, daß nur ungefähr 2% des aus dem Boden aufgenommenen Magnesiums zur Chlorophyllsynthese gebraucht werden, so daß sich hinter der wunderschönen grünen Farbe der Anbauflächen sehr wohl ein Magnesiummangel verbergen kann.

Man nimmt üblicherweise an – ich habe das in medizinischen Fachbüchern gelesen –, daß das Magnesium hauptsächlich in den grünen

Teilen der Pflanze vorkommt. Auch diese Annahme ist eine Folge der irrigen Vorstellung, daß die Pflanzen das Magnesium hauptsächlich zur Chlorophyllbildung benötigen. Tatsächlich kommt dieses Element vor allem in den Samen vor und so handelt es sich bei den magnesiumreichen Nahrungsmitteln durchweg um Samen: Kakao, Haselnüsse, Mandeln, Soja, Hülsenfrüchte und Vollgetreide.

Wenn jemand das Studieren gewöhnt ist oder eine rasche Auffassungsgabe hat, wird er, hier angelangt, vielleicht denken, daß ich das Thema zu ausführlich behandle. Die Erfahrung zeigt mir aber seit Jahren, wie meine Darlegungen so neu und so verschieden von dem sind, was man bis heute gesagt hat, wie sie auch für jemand mit Kenntnissen auf diesem Gebiet so plötzlich und unvorbereitet kommen, daß es viele Leute gibt, die sich nicht einmal die Mühe machen, auch nur darüber nachzudenken. Darum glaube ich, daß es sich lohnt – im Hinblick auf all die vielen Leiden, die sich vermeiden ließen – so sehr auf diesen Tatsachen zu bestehen, auch wenn ich mich dadurch wiederhole und der literarische Stil dieses Büchleins darunter leidet.

Im Grund ist das, was ich sage, so einfach, so billig, so leicht, daß mancher es nicht glauben mag, daß es eine Folge von Magnesiummangel sein könnte, was den Spezialisten der ganzen Welt soviel Kopfzerbrechen bereitet und den Regierungen soviele finanzielle Lasten für teure Behandlungen und vorzeitige Invalidität aufbürdet. Es scheint zu primitiv. Andere, die es ausprobiert und die Ergebnisse bestätigt gesehen haben, sagen mir: »Sie haben das Ei des Kolumbus gefunden.«

Sicher kennen Sie die Geschichte oder Legende, die ich meine: Bei der Rückkehr von seiner Fahrt gab es Leute, die untereinander munkelten, daß es nichts Besonderes wäre, auf dem Westweg »nach Indien« zu kommen und diese Tat kein Verdienst sei, usw. Bei einer Versammlung, wo auch diejenigen anwesend waren, die die Bedeutung der Fahrt herunterspielen wollten, legte Kolumbus ein Ei auf den Tisch und forderte die Anwesenden auf, das Ei aufrecht hinzustellen. Einige probierten es, andere wollten nicht einmal den Versuch machen. Da nahm Kolumbus das Ei, schlug es leicht auf dem Tisch auf, wodurch die Schale ein wenig eingedrückt wurde, und erreichte so, daß es stehenblieb.

Meine Studien, dann meine Arbeiten über die Arthrose und glücklicherweise meine Erfolge bei ihrer Behandlung gehen von einem anderen Ausgangspunkt aus als bisher üblich. Ich denke in chemischen Zusammenhängen, weil ich meine anfängliche und grundlegende Ausbildung in dieser Naturwissenschaft erhalten habe. In den letzten Jahren habe ich mich mit dem Studium der Biochemie und der Molekularbiologie beschäftigt. Ich hatte Glück, daß ich mich – während der Arbeiten auf einem Gut, das meinem Mann gehört – sieben oder mehr Jahre lang mit Landwirtschaft, Düngung und Tierfütterung befassen konnte. Dann habe ich mich der Diätetik gewidmet, nachdem ich Lehrerin für Naturwissenschaften an einer höheren Schule gewesen bin.

Dieses Studium verschiedener wissenschaftlicher Disziplinen hat mir eine breitere Basis verschafft, als man sie normalerweise zu Beginn einer Spezialisierung hat. So war ich imstande, interdisziplinäre Kenntnisse miteinander zu verknüpfen und zu den Ergebnissen zu gelangen, die ich Ihnen dargelegt habe.

In den meisten Fällen stellt die starke Spezialisierung der heutigen Ärzte und Wissenschaftler einen großen Vorteil dar. Sie kann aber auch zu einem gewissen Mangel an Bezug zwischen den einzelnen Gebieten und ihren Tatsachen führen. Sehr viele Spezialisten sind in ihren Fachbereich »eingesperrt« und auch ein wenig benebelt von den vielen Daten und Erkenntnissen, die täglich durch Zeitschriften, wissenschaftliche Arbeiten und Anzeigen wie ein Wasserfall auf ihren Schreibtisch prasseln. Wenn sie schon kaum mehr als einen Blick auf all die Unterlagen werfen können, die mit ihrem Spezialgebiet zusammenhängen, wie sollen sie sich dann darum kümmern, was die Landwirtschaft heute mit den Böden macht?

Das Problem wird dadurch so schwierig: Will sich jemand über das Thema informieren und greift zu einem Buch über Düngung, wird dort zu lesen sein, daß fast alle Böden reich an Magnesium sind und daß dieses Element der Erde mit dem Stalldung zurückgegeben wird. Will er sich dann weiter informieren und nimmt ein Buch über Ernährung zur Hand – ich besitze unter anderem drei sehr bedeutende und repräsentative Werke aus drei verschiedenen Ländern, ein deutsches, ein nordamerikanisches und eine kürzlich erschienene französische Enzyklopädie –, wird ihm darin bestätigt, daß bei einer ausgewogenen Diät der tägliche Bedarf an Magnesium ausreichend gedeckt ist.

Ich wiederhole hier, daß dies nicht mehr stimmt; daß es seit verhältnismäßig wenig Jahren nicht mehr zutrifft. Wer ein Buch schreibt, stützt sich normalerweise auf Angaben aus vorher erschienenen Arbeiten. So pflanzen sich die Behauptungen fort, und was heute über dieses Element geschrieben wird, ist schon längst überholt.

V. KAPITEL

Das Verteidigungssystem des Organismus

Die Verteidigung höherer Lebewesen gegen eindringende Fremdkörper – Bakterien, Viren, Proteine, Mutanten – beruht auf der sogenannten Immunantwort. Diese kommt zustande mit Hilfe bestimmter weißer Blutzellen, anderer proteischer Substanzen, die sich im Blutserum finden und Antikörper oder Immunglobuline genannt werden, und Proteinen, die Antigene des HLA-Systems (human leucocyte antigen) oder auch Histokompatibilitätsantigene heißen.

Die zelluläre Immunität

Die zelluläre Immunität wird durch einen bestimmten Typ von Zellen gesichert, den weißen Blutkörperchen, von denen es ca. eine Billion (10^{12}) gibt. Sie kommen in allen Geweben vor, zum größten Teil aber im Blut, wie die Neutrophilen, die Eosinophilen und die Makrophagen, deren Funktion im wesentlichen in der Phagozytose besteht, das heißt die Fremdkörper werden von ihnen aufgenommen und verdaut.

Die zahlenmäßig stärkste Gruppe der Abwehrzellen sind die Lymphozyten, kleine weiße Blutzellen, die im Knochenmark erzeugt werden und im Blut, der Lymphe und den lymphatischen Geweben (Lymphknoten, Thymusdrüse, Milz, usw.) vorkommen. Die Lymphozyten werden in zwei große Gruppen eingeteilt. Die B-Lymphozyten stammen direkt aus dem Knochenmark (ihr Name kommt von **bone** = engl. Knochen); ihre Aufgabe ist die Erzeugung von Antikörpern. Die T-Lymphozyten heißen so, weil sie nach ihrer Bildung im Knochenmark die Thymusdrüse durchlaufen, ein Organ, das im unteren Teil des Halses sitzt. Man hat die Thymusdrüse die »Schule der Lymphozyten« genannt, weil sich in diesem Organ und unter dem Einfluß seiner Hormone die T-Lymphozyten differenzieren und spezialisieren. Die Funktionen dieser weißen Blutzellen sind vielgestaltig: einige dienen als Gedächtnis und helfen, einen Feind wiederzuerkennen, mit dem schon vorher eine Berührung stattgefunden hatte. Andere schikken chemische Botschaften aus, um die Makrophagen zum Invasionsherd zu rufen; schließlich gibt es eine Art, die die Fremdkörper dank ihres wirkungsvollen chemischen Arsenals direkt tötet.

Kürzlich hat man andere lymphoide Zellen entdeckt, die ebenfalls eine zerstörende Wirkung haben. Es sind die K-Zellen (von **killer** = engl. Mörder), die die in ihrer Gewalt befindlichen Fremdkörper mit Hilfe von Antikörpern beseitigen, und die NK-Lymphozyten (**natural killer**), die ohne Einsatz von Antikörpern auf nicht spezifische Weise wirken. Diese sind ohne Zweifel an der Abwehrreaktion des Körpers gegenüber anormalen Zellen mutierender Art beteiligt, die Krebs erzeugen können. Diese letztere Funktion heißt Immunüberwachung.

Die humorale Immunität

Der ausgewachsene menschliche Körper verfügt über mehrere Trillionen Moleküle der Immunglobuline (oder Antikörper), die in den Körperflüssigkeiten, dem Blut und der Lymphe zirkulieren. Diese Substanzen, bei denen es sich um Proteine handelt, bestehen aus zwei Arten: spezifischen und nicht spezifischen.

Die spezifischen Humoralfaktoren

Die spezifischen Humoralfaktoren sind hauptsächlich die zirkulierenden Antikörper, spezialisierte Proteine, die von bestimmten Lymphozyten abgesondert werden und imstande sind, sich chemisch mit den Antigenen, den körperfremden Substanzen (früher Toxine genannt), zu verbinden. Die Antikörper gehören alle zur proteischen Familie der Gammaglobuline, auch Immunglobuline genannt. Diese Proteine bestehen aus vier Peptidketten: zwei schweren mit einem Molekulargewicht von 50.000 und zwei leichten mit 25.000. Es gibt bestimmte Typen von Antikörpern und ihre Rolle ist eine dreifache:

a) Sie identifizieren das Antigen, dem gegenüber sie spezifisch sind.
b) Sie aktivieren die nicht spezifischen, Komplement genannten Humoralfaktoren.
c) Sie haben eine direkte neutralisierende Wirkung auf die bakteriellen Toxine und bestimmte Komponenten der Viren.

Die nicht spezifischen Humoralfaktoren

Die nicht spezifischen Humoralfaktoren sind eine Gruppe von elf Proteinen des Blutplasmas, die unter der Bezeichnung Komplement bekannt sind. Sie haben keine spezifische Wirkung auf dieses oder jenes Antigen, sondern bei ihnen heißt es »Klarmachen zum Gefecht«, wenn ein Antikörper ein Antigen identifiziert hat. Das geht so vonstatten, daß die Teile des Komplements nur angreifen, wenn das Antigen an einen Antikörper gebunden ist. Deshalb sagt man, daß der Antikörper das Komplement an das Antigen heranzieht. Dann hat jedes Protein eine genau definierte Rolle und es beginnt eine Kette von Reaktionen, die zur Perforation der äußeren Hülle des Angreifers führt. Zerlöchert stirbt die Mikrobe.

Die bis jetzt erwähnten Arten der Verteidigung des Organismus werden von einer Gengruppe bestimmt, die auf dem Chromosom 6 lokalisiert ist. Diese genetische Ausstattung bestimmt bis zu einem gewissen Grad die immunologische Identität jedes Individuums, das heißt seine Fähigkeit, den Infektionserregern zu widerstehen. Da es sich um ein genetisches Erbgut handelt, also wir diese Fähigkeit von unseren Eltern geerbt haben, ist sie von Individuum zu Individuum verschieden.

Das HLA-System

An der Oberfläche aller Zellen des Organismus, abgesehen von den roten Blutkörperchen, gibt es Proteinmoleküle, die für eine Person so charakteristisch sind wie ihre Fingerabdrücke. Sie sind für alle Zellen eines Individuums gleich, aber von Person zu Person verschieden.

Diese Proteine stellen die Antigene des HLA-Systems dar. Genannt werden sie so, weil sie auf der Membran der Leukozyten zum ersten Mal in Erscheinung traten.

Diese Antigene, die auch Histokompatibilitätsantigene (Histo = Gewebs-; Kompatibilität = Vereinbarkeit) heißen, sind für das Einheilen oder die Abstoßung eines Transplantats bestimmend, ebenso für die Zerstörung der mutanten Zellen, die Krebs verursachen können.

Die Gene, die den genetischen Code des Systems HLA enthalten, sind die gleichen, die die Wechselwirkung der B-Lymphozyten, T-Lymphozyten und Makrophagen bestimmen. Auch sie sind auf einem Teil des Chromosoms 6 lokalisiert. Dieses hat die Aufgabe, alle Substanzen zu kodifizieren, durch die sich alle Zellen eines Organismus gegenseitig und andere Zellen als fremde erkennen.

Die Immunerkrankungen

Zahlreiche Krankheiten sind die Folge einer mangelhaften oder anormalen Funktion des Immunsystems. Sie können genetischen Ursprungs sein oder aus anderen Gründen auftreten; auch durch Drogen und Medikamente können sie hervorgerufen werden, und dies in allen Altersstufen.

Bei den Autoimmunerkrankungen sind es die Zellen des eigenen Organismus, die sich gegenseitig angreifen. Obgleich die Ursachen meistens unbekannt sind, glaubt man, daß in einigen Fällen Medikamente dafür verantwortlich sind. Manche Arten von Rheumatismus gehören zu den sogenannten Immunpathologien oder Autoimmunerkrankungen.

Was wir darüber hinaus noch wissen, ist, daß mit dem Altern ein Immunabfall einhergeht, hauptsächlich bezüglich der T-Zellen. Dieses Fehlverhalten in der Immunantwort des Körpers ist der Grund dafür, daß ältere Menschen für Krankheiten anfälliger sind.

Wenn ich hier etwas ausführlicher auf die Erkenntnisse eingegangen bin, die wir über das Abwehrsystem des menschlichen Organismus besitzen, dann um noch einmal klarzustellen, daß absolut alle seine Teile aus Proteinen bestehen: die weißen Zellen oder Blutkörperchen, die Antikörper und die Histokompatibilitätsantigene.

So wiederhole ich, daß Proteine und Magnesium für die Bildung der Gewebe und Knorpel unseres Körpers notwendig sind, absolut unerläßlich aber auch für die Bildung der Antikörper. Dies erklärt, daß Menschen mit einer ausgeprägten Arthrose häufig eine gesteigerte Anfälligkeit für Infektionen haben.

Andererseits sind auch die Enzyme (früher Verdauungssäfte genannt) Proteine. Wenn sie nicht in der erforderlichen Menge gebildet werden, kommt es zu Gasbildung und Völlegefühl nach dem Essen. Der Verdauungsablauf ist unvollständig, ein Teil der Nahrung fermentiert und die entstehenden Gase verursachen Blähungen. Auch Krämpfe können noch hinzukommen, deren Grund in der mangelhaften Repolarisierung der Nerven- und Muskelzellen bei Magnesiummangel zu suchen ist.

VI. KAPITEL

Kalksalzmangel (Osteoporose)

Eine der Arbeiten, die beim II. Weltsymposium über das Magnesium eingereicht wurde, und zwar von Bodell, J. Jowsey und Armand von der Mayo-Klinik in Rochester, Minn., behandelt die schon seit einiger Zeit bekannte Tatsache, daß Magnesiummangel zu einer Hypocalcämie des Skeletts führt. Dieser sekundäre Kalziummangel wurde beim Menschen festgestellt und dann experimentell bei verschiedenen Tierarten hervorgerufen, unter anderem auch bei kleinen Hunden.

In einem Beitrag von Bunce und King aus Blaksburg, Va., USA, wird beschrieben, wie sich bei einer Gruppe von Ratten als Folge einer magnesiumarmen Ernährung Kalkphosphat und organische Substanzen in den Nieren ablagerten, die sich durch Dialyse nicht abscheiden ließen.

Auf einen anderen Aspekt geht ein Beitrag von Dr. Rapado aus Madrid ein. Er befaßt sich mit dem Zerfall und der Auflösung von kalkhaltigen Ablagerungen und Oxalatsteinen unter Einwirkung von Magnesiumverbindungen. Dr. Rapado schildert drei Fälle von Magnesiummangel verbunden mit einer Verkalkung beider Nieren und Kalziumüberschuß im Harn. Zwei der Patienten hatten außerdem Anfälle von Tetanie und Rachitis. Die pathologischen Erscheinungen verschwanden alle nach einer Magnesiumtherapie, ohne Zugabe von Vitamin D. Der dritte Patient hatte Bluthochdruck mit Störungen des Skelettkalkstoffwechsels. Dr. Rapado weist darauf hin, daß bei einer Nierenverkalkung eine Hypomagnesämie ins Auge gefaßt werden muß.

Dr. Thomas, Dr. Desgrez und Dr. Monsanjeon vom Cochin-Krankenhaus in Paris legten ein Referat vor über die Wirkung des Magnesiumacetats als Inhibitor bei der Bildung von Kalziumoxalat-Ablagerungen und als Mittel zu ihrer Auflösung. Die französischen Ärzte fassen ihre Arbeit dahingehend zusammen, daß bei einer täglichen Dosis von 300 mg oder mehr beim Menschen nicht nur ein stabilisierender Effekt auf die Oxallithiase erreicht wurde, sondern in bestimmten Fällen auch ein vollständiges oder teilweises Verschwinden der Ablagerungen. Diese Ergebnisse wurden durch mehrere aufeinanderfolgende Röntgenuntersuchungen bestätigt.

Bei dem erwähnten Symposium, bei anderen Kongressen und darauf folgenden Round-Table-Gesprächen wurden sehr viele Arbeiten vorgestellt, die den Magnesiummangel in Verbindung bringen mit der Entkalkung des Knochengerüsts und mit Störungen des Kalziumstoffwechsels, die zu einem Verlust des entsprechenden Kations auf dem Harnweg und zur Verkalkung der Nieren, der Knorpel (oder Chondrocalcinose) und der Arterien führen.

Ich hatte einen spektakulären Fall, von dem ich in einem anderen Kapitel über meine Erfahrungen als Ernährungsberaterin ausführlicher berichten werde. Eine verhältnismäßig junge Frau (ca. 40 Jahre) litt an einer fast vollständigen Verkalkung der Lungen, die unweigerlich zum Erstickungstod geführt hätte. Nach einer zehnmonatigen Behandlung mit Magnesiumchlorid waren ihre Atemwege frei von Verkalkung. Fast alle Leute, die wegen Entkalkungserscheinungen im Skelett zu mir kamen, hatten entweder einen akuten oder einen schon älteren, chronischen Magnesiummangel.

Gründe für die Entstehung der Arthrosebeschwerden

Bis hierher war des öfteren zu lesen, daß die Arthrose Folge eines Mangels an Proteinen, Vitamin C oder Magnesium in der Ernährung ist. Die mir bekannten Fälle beweisen, daß schon der Mangel an einem dieser drei Nahrungsbestandteile zu einer Abnützung der Knorpel und in Verbindung damit zu Entkalkung und Spondylose führen kann.

Der Proteinmangel ist offenkundig bei Personen, die zum Frühstück Kaffee mit wenig Milch oder Obst zu sich nehmen und dann ein Abendessen, das sie für sehr gesund halten, weil es aus einem Teller Gemüse oder Suppe und noch einmal Obst besteht.

Eine solche Ernährungsweise ist verhältnismäßig verbreitet bei älteren Menschen oder bei Jugendlichen, die gehört haben, daß Obst und Gemüse sehr gesund seien. Es fehlen ihnen die Proteine beim Frühstück. Dieser ersten Mahlzeit am Tag geht eine relativ lange Zeit ohne Nahrungsaufnahme voraus, besonders wenn jemand früh zu Abend ißt und spät aufsteht, wie dies Menschen mit fortgeschrittener

Arthrose und ältere Menschen häufig tun. Da es bei uns außerdem ganz üblich ist, um zwei Uhr zu Mittag zu essen, können Sie selbst die Schlußfolgerung ziehen, daß diese Ernährungsweise ihre Mängel hat.

Auch ein Abendessen ohne Proteine oder mit sehr wenig Eiweißbestandteilen ist nicht selten. Entweder in den schon erwähnten Fällen, wo man gehört hat, es sei sehr gesund, nur Gemüse oder Obst zu Abend zu essen, oder wo man Angst hat, schlecht zu schlafen, weil einem das Essen im Magen liegt. Dazu gehört auch, wenn sich jemand fleischlos ernährt, mittags Fisch oder Eier ißt und am Abend den proteinhaltigen Gang überspringt, davon überzeugt, sich damit etwas Gutes zu tun.

In diesem Zusammenhang erinnere ich mich an einen älteren Herrn mit einer sehr starken Arthrose, einer weit fortgeschrittenen Entkalkung der Knochen und einem außerordentlich gealterten Knochengerüst. Bei einem weltberühmten Chirurgen, den ich außergewöhnlich schätzte und der viel für die Menschheit getan hatte, hatte er sich operieren lassen. Als dieser starb, wurde mein Patient erneut operiert, diesmal von einem bekannten Schüler des ersteren, einem Spezialisten für Knochen. Als er zu mir kam, bat ich ihn, mir seine tägliche Ernährung zu schildern. Die Antwort war:

»Morgens ein Kaffee, ein ganz gewöhnliches spanisches Mittagessen, also ein erster Gang, dann Fleisch oder Fisch, danach Obst. Beim Abendessen bin ich sehr vorsichtig und esse nur Gemüse und Obst.«

Ich fragte ihn nach seinem Beruf und erfuhr, daß er Ingenieur war.

»Dann haben Sie etwas Chemie studiert und können verstehen, was ich Ihnen über die mögliche Ursache Ihrer Arthrose erklären will.«

Sie, meine Leser, wissen ja schon, was nun folgt.

»Sie haben recht«, sagte er mir, »wie wenig Aufmerksamkeit widmen wir dem Essen, obgleich es davon abhängt, ob die für unseren Stoffwechsel notwendigen Nährstoffe zur Verfügung stehen oder nicht.«

Ein anderer Fall hat damit eine gewisse Ähnlichkeit. Es handelte sich um einen Ordensmann, der Arthrose hatte. Er erzählte, er habe selbständig angefangen, Magnesium zu nehmen, es habe ihm aber keinerlei Besserung gebracht. Außerdem widerstrebte es ihm und so hatte er wieder damit aufgehört. Im Verlauf seiner Erzählung stellte sich heraus, daß er schon vor zwanzig Jahren Schmerzen gehabt hatte, als er sich in einem Kloster in Spanien befand. Bei seiner Missionstätigkeit in einem südamerikanischen Land verschwand die Arthrose zu seinem großen Erstaunen vollständig. Bald nach seiner Rückkehr nach Spanien begannen die abgenützten Knorpel erneut zu schmerzen.

»Sagen Sie mir, was Sie jetzt morgens, mittags und abends essen.«

»Kaffee mit Milch, ein normales Mittagessen mit Fleisch, Geflügel oder Fisch und ein sehr leichtes Abendessen mit Suppe oder Gemüse und danach Obst.«

»Was aßen sie in Guatemala?«

»Zwei Eier mit Schinken und Saft zum Frühstück, mittags und abends Fisch und Obst«, war die Antwort.

Da ich ihm schon erklärt hatte, was die Arthrose ist, sagte ich: »Erkennen Sie jetzt die Bedeutung der Ernährung für die Regeneration der Knorpel? Als Sie in Südamerika lebten und sich richtig ernährten, hatten Sie nach Ihren eigenen Angaben keine Schmerzen. In Spanien frühstücken Sie schlecht und Ihr Abendessen ist mangelhaft. So hat sich die Arthrose wieder bemerkbar gemacht.« Ich sagte ihm, wie er drei ausgewogene Mahlzeiten zusammenstellen könne, und ich nehme an, daß seine Schmerzen verschwunden sind, wie damals, als er sich in Guatemala richtig ernährte.

Um diesen Personen die Notwendigkeit eines korrekten und ausgewogenen Abendessens vor Augen zu führen, pflege ich folgendermaßen zu argumentieren: Wenn Sie sitzen, drückt das gesamte Gewicht von Kopf und Oberkörper auf die Knorpel der Wirbelsäule und der Hüften. Wenn Sie stehen, sind Knie und Füße auch noch mitbelastet. Während der täglichen Arbeit nützen Sie die Gelenke der Schultern, der Ellenbogen und der Hände ab, und gerade dann, wenn Sie zu Bett gehen, sind die Knorpelscheiben Ihrer Wirbelsäule und die anderen Knorpel in Ihrem Körper vom mechanischen Standpunkt aus in der besten Lage, sich zu regenerieren, weil sie vom Körpergewicht entlastet sind. Zur Regeneration kommt es aber nur, wenn das Blut ihnen die Stoffe zuführt, aus denen der Knorpel aufgebaut ist, das heißt Proteine, Magnesium und Vitamin C. Mit einem aus Obst bestehenden Abendessen nehmen Sie dieses Vitamin zu sich. Wenn ich Ihnen das nötige Magnesium gebe, haben Sie auch davon eine ausreichende Menge zur Verfügung, aber wo sollen die Aminosäuren herkommen, wenn keine Proteine mit der Nahrung aufgenommen werden? Doch aus diesen bauen sich die Kollagenmoleküle auf. Machen wir einen groben Vergleich. Es wäre so, als wenn Sie für den Bau eines Hauses die Pläne und den Zement hätten, die Backsteine wären aber nicht gekommen.

In anderen Fällen ist der Proteinmangel darauf zurückzuführen, daß sich jemand mehrere Jahre lang an eine nicht ausgewogene vegetarische Diät gehalten hat. Es sind schon relativ viele Leute mit derartigen Problemen zu mir gekommen, vor allem mit Magnesiummangelerscheinungen. Als sie mit der vegetarischen Diät anfingen, verspürten sie eine bemerkenswerte Besserung. Tatsächlich spielen bei einer solchen Ernährungsweise Soja, Mandeln, Walnüsse, Haselnüsse, Vollgetreide, Datteln, Feigen und andere Trockenfrüchte eine große Rolle. Die Ernährung wurde dadurch, ohne daß die Betreffenden es wußten, mit Magnesium angereichert, und viele Mangelerscheinungen verschwanden. Ihr Allgemeinzustand besserte sich, die Arthroseschmerzen ließen nach. Da mehr Antikörper erzeugt wurden, waren sie weniger anfällig gegen Infektionskrankheiten wie Bronchitis und Erkältungen. Und was geschah dann? Zum einen ist es möglich, daß die Diät nicht richtig zusammengestellt war und sich die Proteinreserven langsam aufbrauchten. In anderen Fällen handelt es sich um eine ausgewogene Diät mit Soja, Eiern, Käse, Trockenfrüchten. Der Allgemeinzustand bessert sich. Wenn dann aber irgendeine Störung auftaucht, denkt man, je strenger die vegetarische Diät, desto besser, und man fängt an, die Eier wegzulasen, den Käse, die Milch, und ernährt sich immer mehr von Getreide, Obst und Gemüse. Da Sie mir bis jetzt gefolgt sind, brauche ich nicht zu wiederholen, warum bei dieser Diät die Proteinzufuhr äußerst gering ist. Nach zwei Jahren einer solchen falschen Ernährungsweise ist die Degeneration des Skeletts bemerkenswert. Wegen der Brüchigkeit der Blutgefäße entstehen oft blaue Flecken, die Anfälligkeit für Erkältungen nimmt zu.

Hier sehe ich mich zuweilen einem schwierigen Problem gegenüber. Wer sich schon einmal mit bestimmten Jogis oder Gurus abgegeben hat oder mit Ernährungsexperten und Naturanhängern ohne wissenschaftliche Grundlage, ist oft strikt gegen Fleisch und Fisch und einige andere Proteine, gleich welchen Ursprungs. Man kann solche Leute nicht von der Notwendigkeit einer ausgewogenen Ernährung überzeugen.

Es kommt dann auch oft vor, daß unter den geschilderten Umständen nicht genügend Verdauungsenzyme produziert werden, weil auch diese Proteine sind. Die Folge ist eine schlechte Verdauung, die bei ungewohntem Essen noch schlechter wird. Die Betreffenden lehnen es deshalb oft völlig ab, Fleisch, Geflügel oder Fisch zu essen, auch wenn man ihnen rät, mit kleinen Mengen anzufangen und diese allmählich zu steigern, um den Körper wieder an die Verdauung anderer Nahrung zu gewöhnen. In vielen Fällen sehe ich mich hier mit einem Problem geistiger Art konfrontiert, weil alles abgelehnt wird, was in den westlichen Ländern als Proteinlieferant gilt: Fleisch, Fisch, Eier und Käse.

Man hat den Leuten gesagt, daß diese Produkte verdorben seien, krebserregend, und sie glauben es blindlings. Dagegen essen sie in aller Seelenruhe Marmelade mit Farbstoffen, die bekannte mutagene Substanzen, potentielle Krebserreger, enthalten. Sie färben sich die Haare, obwohl man weiß, daß es viele Farbstoffe gibt, die Änderungen der DNS hervorrufen können. Andere gibt es, die unendlich lange Sonnenbäder nehmen. Dabei ist bekannt, welche Wirkung ultraviolette Strahlen, ebenso wie Röntgenstrahlen und Gammastrahlen haben, daß sie Änderungen im genetischen Code bewirken können, was dadurch, daß die Mutationen in der DNS zur Bildung von atypischen Zellen führen, Krebs verursachen kann.

Ganz anders lag der Fall bei einem Herrn aus Valencia, dessen Knochengerüst früh so sehr gealtert war, daß es in der Klinik dieser Stadt eine gewisse Berühmtheit erlangt hatte. Als ich ihm gerade erklärte, daß die Arthrose durch Mangel an Proteinen, an Vitamin C oder an Magnesium verursacht sein kann, fragte mich seine Frau, die aufmerksam zugehört hatte: »Wo kommt Vitamin C denn in natürlichem Zustand vor?«

»Im Obst und in rohem Gemüse«, antwortete ich.

»Dann«, meinte sie, »muß bei meinem Mann ein großer Mangel an Vitamin C vorliegen, denn er ißt niemals etwas Rohes.«

Im Verlauf unseres Gesprächs konnte ich bemerken, daß er auch Symptome von Magnesiummangel aufwies.

Wundern Sie sich nicht darüber, daß ein Obsterzeuger nichts von den Früchten seiner Plantage essen will? Er weiß eben, wie Obst und Gemüse behandelt werden, die für den Markt bestimmt sind.

Als ich klein war, waren Äpfel und anderes Obst fleckig, angefressen, angesteckt und manchmal hatten sie Würmer. Heute sind sie alle glatt, ohne eine Spur von Flecken oder von Schädlingen. Wie hat man dieses offensichtliche Wunder bewirkt? Durch immer mehr chemische Behandlung; gegen Insekten, gegen Krankheitserreger, und in den verschiedenen Wachstumsstadien.

Das ist aber noch nicht alles. Die Insektizide kommen uns Landwirte teuer; das Produkt an sich, dann der Traktor, die Sprüheinrichtung und auch der Arbeitslohn. Da die Bestäubung mit Pestiziden im

Frühling oder Sommer durchgeführt wird und in diesen Jahreszeiten auf einen wunderschönen sonnigen Morgen manchmal am Nachmittag ein heftiges Gewitter folgt, haben viele Mittel einen Wirkstoff, der verhindert, daß die Aktivsubstanz vom Regenwasser fortgespült wird.

Auch die überzeugten Vegetarier sollten zur Kenntnis nehmen, daß die Landwirte bei der Bestäubung ihrer Obstplantagen sehr gut geschützt sein müssen, mit Atemmaske, Handschuhen und einer entsprechenden Kleidung, weil in der Landwirtschaft sehr giftige Stoffe verwendet werden. Und ebenso sollten sie wissen, daß auf den Verpakkungen der Pestizide immer ein Hinweis gegeben wird, was im Falle einer Vergiftung zu geschehen hat.

Manche Personen haben also Bedenken gegen Fisch, Eier oder Milchprodukte, sie essen aber Gemüse, das mit Schädlingsbekämpfungsmitteln behandelt wurde, die teilweise in anderen Ländern verboten sind. In den sechziger und zu Beginn der siebziger Jahre, als ich mich am intensivsten mit landwirtschaftlichen Arbeiten und Studien beschäftigte, beklagten sich Zeitschriften und sogar Zeitungen darüber, daß in unserem Land der Einsatz von Giftstoffen mit Kumulativeffekt, wie zum Beispiel DDT, erlaubt sei, während man in Nordamerika dieses Insektizid nur noch in wenigen, genau umgrenzten Fällen benützen durfte. Das gleiche gilt auch von anderen Pestiziden, deren Gebrauch hier geduldet wurde, als sie in ihrem Herstellungsland schon verboten waren.

Kommen wir auf das Vitamin C im Zusammenhang mit der Entstehung der Arthrose zurück. Es begegnen mir immer wieder Menschen, deren Angst vor rohem Obst oder Gemüse auf einen Typhus oder schweren Durchfall zurückgeht, den sie durchgemacht haben. Sie essen alles gekocht, sie essen Kompott oder Bratäpfel. Auch sie sollten allmählich wieder rohes Gemüse oder Gemüsesäfte zu sich nehmen, ebenso wie Grapefrucht-, Apfelsinen-, Zitronen- oder Tomatensaft oder auch eine Mischung aus verschiedenem Gemüse und Obst. Allerdings empfehle ich jedermann, Tomaten und Obst zum rohen Verzehr oder zum Verarbeiten in der Fruchtpresse zuerst mit Seife abzuwaschen und dann gründlich nachzuspülen. So jedenfalls mache ich es.

Es ist eine bekannte Tatsache, daß früher Personen, die unter Skorbut litten, auch Arthrose hatten. Auch umgekehrt ist es so, daß bei starkem Knorpelverschleiß im allgemeinen das Zahnfleisch Anlaß zu Beschwerden gibt; es beginnt zu bluten, dann folgt Zahnfleischschwund und die Zähne werden locker. Als ich um die Vierzig war, habe ich das selbst erlebt. Danach kräftigte sich mein Zahnfleisch wieder, es hörte auf zu bluten und die Zähne blieben mir erhalten. Auch in meiner Familie gab es einen derartigen Fall. Die betreffende Person verlor einen Zahn. Der Zahnarzt weigerte sich, einen Zahnersatz zu machen, weil seiner Meinung nach die anderen Zähne, schon etwas locker, dem ersten bald folgen mußten. Zum damaligen Zeitpunkt fing sie an, Magnesium einzunehmen und vernünftig zu frühstücken. Heute ist sie siebzig Jahre alt und besitzt noch alle Zähne, die damals locker waren. Sie sitzen wieder fest.

Wie lange dauert die Behandlung?

Je nach dem Alter dauert es bei einer Arthrose ein bis zwei Jahre, bis sich die Knorpel regeneriert haben, falls Sie meiner Behandlungsmethode folgen. Ein Mensch unter fünfunddreißig Jahren mit einer starken Arthrose, aber keinen Knochenveränderungen, fühlt sich nach ungefähr einem Jahr wieder wohl. In höherem Alter pflegt eine erste Besserung nach vier bis zehn Monaten einzutreten, die Regeneration des Skeletts erfordert etwa zwei Jahre. Bei sehr alten Personen kann es zweieinhalb Jahre dauern. Der Prozeß ist so langsam, weil das Turnover der Knorpel und Knochen beim Erwachsenen ungefähr zwei Jahre beträgt. Deshalb kann man keine rasche Besserung verlangen. Bei schweren Magnesiummangelerscheinungen verschwinden die anderen Symptome manchmal schon nach wenigen Wochen.

Die Behandlung kann durch die gleichzeitige Einnahme von Lezithin unterstützt werden. Es ist reich an Phosphor, ideal für das Nervensystem und die Remineralisierung des Knochengerüsts. Außerdem erleichtert es, wie schon erwähnt, die Verdauung der Fette und löst Klümpchen von Fett-Cholesterin im Blut auf. Da ein starker Magnesiummangel sehr oft mit schlechter Verdauung oder nervösen Beschwerden verbunden ist, unterstützt das Lezithin die Wirkung des Minerals.

Es kamen schon Leute, die angefangen hatten, meine Behandlungsmethode anzuwenden, nach nur zwei Monaten in den Laden, um begeistert von ihren Fortschritten zu berichten. Ich muß dann immer darauf hinweisen, daß sie offensichtlich Glück gehabt haben, aber immer noch mit Arthroseschmerzen rechnen müssen, weil der Knorpel sich in so kurzer Zeit gar nicht regenerieren kann. Dagegen verschwinden die Krämpfe, Angstgefühle, Depressionen und Unruhe, die auf Magnesiummangel beruhen, sehr schnell, innerhalb von wenigen Wochen, manchmal auch nur Tagen.

Bei einer Skoliose oder Hyperlordose, das heißt wenn die Wirbelsäule seitlich verkrümmt ist oder ein starkes Hohlkreuz bildet, sind die Knorpelscheiben ungleichmäßig abgenützt, weil die Oberflächen der Wirbel, zwischen denen sie liegen, nicht parallel sind. Hier kann keine hundertprozentige Abhilfe geschaffen werden. In dem Maß aber, in dem die Knorpel dicker werden, rücken die Knochen weiter auseinander und damit vermindert sich die Gefahr von Einklemmungen. Auch die Schmierung bessert sich.

Wenn die Arthrose hauptsächlich die Nackengegend befallen hat, sind Streckungen und Gymnastik eine gute Hilfe, die darauf abzielt, die Wirbel voneinander zu trennen und die Halsmuskeln zu stärken. Auch gute Massagen wirken entspannend und kräftigen die Rückenmuskeln.

Die Arthrose in den Füßen und Knien sollte außer mit einer richtigen Diät und den entsprechenden Magnesiumgaben mit lauwarmen bis heißen Bädern behandelt werden. Dabei wird dem Wasser unraffiniertes Meersalz und Magnesiumchlorid zugesetzt. Bei Krampfadern ist sehr darauf zu achten, daß die Bäder nicht heiß sind, sondern nur Körpertemperatur haben. Es ist sehr angenehm, sich danach an einem Wärmeofen oder mit einem Föhn zu trocknen. Dabei muß man aber berücksichtigen, daß Salzwasser besonders leitend ist. Man sollte überhaupt vorsichtig sein und keine elektrischen Geräte einschalten, wenn man barfuß auf dem Boden steht oder nasse Hände hat. Das Gerät könnte ja defekt sein.

Bei Hüftarthrose sind die Schmerzen am schwersten zu lindern und die Wirkung auf die Behandlung läßt vielleicht am längsten auf sich warten. Wenn die Röntgenaufnahmen zeigen, daß der Oberschenkelkopf in der Hüftpfanne festgekeilt ist, und wenn Zackenbildungen zu erkennen sind, müssen wir dieser Tatsache ins Auge sehen. Die vom Blut zum Aufbau des Knochens, des Knorpels und zur Erzeugung der Schmierflüssigkeit herangeführten Stoffe werden gerade dort am dringendsten benötigt, wo die Durchblutung wegen der Degeneration des Knochens und der Verklemmung des Gelenks am geringsten ist. Deshalb rate ich bei geschädigten Hüften, daß der Patient ein Jahr nach

Beginn der Behandlung anfängt, im Bett in Rückenlage die Gelenke zu bewegen, bis allmählich, ohne daß er sich überanstrengt, die Beine wieder besser bewegt werden können.

Ideal wäre es dann, nach ungefähr zwei Jahren ans Mittelmeer zu fahren, zum Beispiel nach Murcia oder an einen anderen Ort, wo das Wasser nicht kalt ist. Durch Bewegung im warmen Meerwasser sollte versucht werden, eine noch größere Beweglichkeit zu erreichen.

Eine derartige Unterstützung der Behandlung hat drei Vorteile: erstens lassen sich im Wasser die Bewegungen ausführen, ohne daß der Oberschenkelkopf belastet wird; zweitens bewirken die Bäder im warmen Meerwasser eine Zufuhr von Mineralien, unter anderem von Magnesium, die im Meerwasser enthalten sind und durch Osmose von der Haut aufgenommen werden. Zum dritten haben Sonnenbäder einen günstigen Einfluß auf die Kalkeinlagerungen in die Knochen, weil mit Hilfe der ultravioletten Strahlung im Organismus Vitamin D gebildet wird. Allerdings sollten Sonnenbäder trotz ihrer guten Wirkung mäßig genommen werden.

Die Rheumatologen sind zu dem Schluß gekommen, daß Badekuren die beste Behandlungsmethode gegen die Arthrose sind. Ich bin mir sicher, daß sie bei magnesiumhaltigem Wasser sehr gut sind, andernfalls aber praktisch nichts nützen. Von den Leuten, die zu mir kommen, erklären mir dann auch die einen, daß sich ihr Zustand nach einer Kur in bestimmten Heilbädern sehr gebessert habe, während andere, die in anderen Badeorten waren, erzählen, sie hätten sich nach ihrer Heimkehr gefühlt, als »habe man sie verprügelt«.

An dieser Stelle möchte ich nicht versäumen, Ihnen von einem berühmten Rheumatologen aus Barcelona zu berichten, der für seine äußerst kostspieligen Behandlungen bekannt ist, die im wesentlichen darin bestehen, daß er Infiltrationen in die schmerzenden Stellen vornimmt. Dieser Arzt fährt regelmäßig in einen Badeort, um Bäder zu nehmen.

Bäder im Meerwasser sind im Hinblick auf seinen Magnesiumsalzgehalt von fast einem Prozent natürlich sehr zu empfehlen, sofern das Wasser warm ist. Es gibt Zonen mit einem reichen Vorkommen an Kieselalgen, deren Schalen eine beträchtliche Magnesiumkonzentration aufweisen. Wenn der Körper mit solchem Meerschlamm bedeckt wird, hat das eine gute Heilwirkung. Auch heiße Sandbäder wirken sich günstig gegen die Arthrose aus.

Merkwürdigerweise besteht immer noch häufig die Vorstellung, daß die durch Meerwasser, Sand und Meerschlamm bewirkte Besserung dem im Wasser enthaltenen Jod zu verdanken ist. Jod ist zwar heilsam für die Schilddrüse, die Zellulitis und bestimmte Arten von Fettleibigkeit, aber bei Arthrose und Arthritis ist die Besserung allein der heilsamen Wirkung des Magnesiums zuzuschreiben.

Im Lauf meiner Tätigkeit mußte ich feststellen, daß, bis auf verschwindend wenige Ausnahmen, kein Arzt die Arthrosekranken nach ihrer Ernährung fragt. Ich selbst habe diese Erfahrung gemacht, und sie wurde mir von vielen anderen bestätigt. Dabei wäre dies doch das Wichtigste, denn Magnesium allein, gleich ob es oral verabreicht wird oder bei den Bädern durch Osmose in den Körper gelangt, kann die Abnützung der Knochen und Knorpel nicht verhindern. Die Ernährung muß die notwendigen Baustoffe für das Kollagen und die übrigen Proteine bereitstellen, die in diesem Zusammenhang eine Rolle spielen. Auch ohne Vitamin C läßt sich das Problem nicht lösen.

Trotz allem ist auch bei Hüftarthrose die Besserung augenfällig und wird zuweilen als »ein Wunder« empfunden. Ich bekomme von Besuchern dann mehr oder weniger folgendes zu hören: »Frau Lajusticia, in unserem Ort gibt es einen Fall, von dem ich gehört habe. Sie haben da fast ein Wunder bewirkt. Ich erwarte nicht so viel. Ich möchte nur, daß sie meine Schmerzen lindern und die Krankheit zum Stillstand bringen.«

Auch wenn sich die Leute so zurückhaltend ausdrücken, bringen sie mich damit in Verlegenheit. Ich gebe ihnen zur Antwort, daß ich keine Wunder tun kann, schon gar nicht in kurzer Zeit; daß ich ihnen aber zeigen will, was sie selbst tun können, damit sich ihre Knorpel erneuern, die für die Vitalität ihrer Knochen notwendigen Proteine gebildet werden und eine bessere Schmierung durch die Gelenkflüssigkeit erreicht wird.

Fast immer erhalte ich darauf zur Antwort, man habe ihnen gesagt, der einmal abgenutzte Knorpel könne sich nicht mehr regenerieren. Das gleiche also, was ich selbst immer zu hören bekam. Ich erwidere dann, daß er sich wie jedes andere Gewebe regenerieren kann, nur eben langsamer, weil das Turnover zwei Jahre beträgt, vorausgesetzt natürlich, der Organismus bekommt die notwendigen Bestandteile zur Synthese des Knorpelgewebes geliefert.

Was mich wundert – und nicht nur mich, sondern viele, mit denen ich darüber gesprochen habe – ist, daß die Ärzte im allgemeinen nicht auf den Gedanken kommen, die tieferen Gründe für das verstärkte

Auftreten der Arthrose zu erforschen. Wie die Statistiken zeigen, handelt es sich um ein Übel, das in auffallender Weise in den entwickelten Ländern um sich greift. Immer mehr Personen sind davon betroffen – sogar schon Jugendliche. Dagegen stellte die Arthrose vor fünfzig Jahren noch kein soziales Problem dar. Es gab nur sehr wenige Menschen, die darüber klagten, und diese waren fast immer ältere Leute, die sich aus finanziellen Gründen keine ausreichende Ernährung leisten konnten.

Da dieses Problem in unserer heutigen Zivilisation auftaucht, sollte man prüfen, was sich an unserer Ernährung geändert hat. Wenn man darüber nachdenkt, kommt man zu der Überzeugung, daß wir uns in den westlichen Ländern offensichtlich besser und proteinhaltiger ernähren als unsere Vorfahren. Also muß man weitersuchen und überlegen, ob sich etwas an den Nahrungsmitteln verändert haben könnte. Letzten Endes kommt man dann zum Boden, zur Erde, aus der alles stammt: Gemüse und Hülsenfrüchte, Obst, Getreide und Futtermittel für unser Vieh. Und wirklich, diese Erde haben wir verändert, wir Landwirte, schlecht beraten von unseren Organisationen, die uns eine offensichtlich mangelhafte Düngung empfehlen. Sie sind ihrerseits aber auch nicht für das ganze Problem verantwortlich, weil die Bücher über Düngung behaupten, alle Anbauflächen seien im allgemeinen reich an Magnesium. Dem ist aber nicht so, wie ich in einer eigenen Abhandlung über dieses Element dargelegt habe.

Weitere Hilfen bei der Arthrosebehandlung

Wir haben schon solche Behandlungshilfen erwähnt. Einige, wie Streckungen und Massagen, kann man als mechanisch bezeichnen. Andere sind physiko-chemischer Art, wie die Meeresbäder. Auch Wärme ist immer gut. Sie ruft eine Erweiterung der Gefäße hervor, so daß die Blutversorgung der zu regenerierenden Teile verbessert wird.

Wichtig ist es auch, das richtige Gewicht zu haben, das sich aus Statur und Konstitution ergibt. Glücklicherweise wird bei den Abmagerungsdiäten, die korrekt zusammengestellt sind, zwar die Gesamtkalorienzufuhr verringert, die notwendige Proteinzufuhr aber sichergestellt. Gerade diese Nahrungsmittel machen nicht dick, vorausgesetzt, daß sie nicht im Übermaß gegessen werden. Man muß dem Patienten deshalb vor allem beibringen, wie er sich ausgewogen ernähren kann.

Viele sagen mir: »Da man mir geraten hat abzunehmen, trinke ich zum Frühstück nur einen Kaffee.« Manchmal fahren sie fort: »Wenn ich nach dem ersten Gang satt bin, lasse ich das Fleisch weg; bei all dem, was man von Hormonen usw. sagt, ziehe ich es überhaupt vor, kein Fleisch zu essen.« Diese Leute frühstücken also nicht, stopfen sich mittags voll Reis und Obst und das Abendessen sieht oftmals ähnlich aus. Der Verzicht auf das Fleischgericht ist vor allem bei Frauen sehr häufig. Vielleicht liegt der Grund darin, daß sie ihren Kindern mehr zukommen lassen wollen. Es fehlen ihnen die notwendigen Kenntnisse, um die Bedeutung der Proteine für eine gesunde Ernährung zu erkennen.

Also abnehmen, ja. Aber mit einem guten Frühstück, einem richtigen Mittagessen und einem Abendessen, das die notwendigen Proteine enthält, so daß während des Schlafes im Blut und in den Zellen Aminosäuren für den Aufbau der Gewebe im notwendigen Maß zur Verfügung stehen. Ich möchte hier nochmals bemerken, daß wir uns im Bett liegend in einer Position befinden, in der das Körpergewicht nicht mehr auf den Zwischenscheiben der Wirbelsäule lastet, und sie sich deshalb in dieser Zeit am besten regenerieren können.

Hier sollte ich noch auf eine andere Sache hinweisen. Die modernen Matratzen sind verhältnismäßig hart und mögen für die Wirbelsäule gut sein. Sind aber vor allem die Hüften von der Arthrose betroffen, dann sind sie für das Gelenk zu hart, wenn man auf der Seite liegt. Im Falle angegriffener Hüften rate ich deshalb zu einer 4 bis 5 cm starken Einlage aus Schaumgummi zwischen Matratze und Bettuch. In der Seitenlage kann der herausstehende Teil der Hüfte etwas einsinken, statt daß er direkt auf die Matratze zu liegen kommt, die, wie schon gesagt, bei den modernen Ausführungen für geschädigte Hüften zu hart ist. Andererseits fügt die Schaumgummieinlage dem Rücken keinen Schaden zu, weil er durch sie hindurch die Härte der heutigen Matratze fühlt, die ihm gut bekommt.

Einige bemerkenswerte Fälle aus meiner Praxis

Ich werde Ihnen natürlich ein paar der spektakulärsten Beispiele beschreiben und Sie werden daraus sehen, daß ich oft nicht von dem Betreffenden selbst über seine Fortschritte unterrichtet werde. Vielmehr sind es häufig Freunde, Nachbarn oder Verwandte, die den Zustand des Patienten kannten, ihn nach einiger Zeit wieder sehen, die Veränderung bemerken, nachfragen, durch was die Besserung bewirkt wurde, und dann zu mir kommen. Normalerweise kommt jemand mit seinen Problemen nur einmal zu mir. Ich berücksichtige dies und gebe ihm die Richtlinien, die ein ganzes Leben lang angewandt werden können. Es gibt natürlich immer Fälle mit Komplikationen, die ich länger beobachten muß.

In Bilbao kam einmal eine Frau von über siebzig Jahren mit einer der üblichen Arthrosen und einer der fast üblichen Geschichten zu mir. Nachdem ich aber mit ihr gesprochen und ihr erklärt hatte, was sie tun und lassen sollte, ging sie nicht gleich weg, sondern fing wieder mit Fragen an. Sie fragte und fragte. Meine Antworten wurden immer kürzer und ich glaube fast, daß sie merken mußte, wie ich allmählich ärgerlich wurde. Es warteten viele Leute und diese Frau hatte kein besonderes Problem. Ich hatte ihr schon so viel Zeit gewidmet, wie normalerweise drei Personen beanspruchen. Eine ihrer Fragen kam alle fünf Minuten wieder und sie war nun schon länger als eine Stunde da:

»Glauben Sie, daß es in meinem Alter noch einmal besser mit mir werden kann?«

Ich war es schon leid, ihr zu wiederholen, daß sie natürlich mit einer Besserung rechnen könne, daß ich schon viele Patienten von über siebzig Jahren gehabt hätte, deren Zustand sich gebessert habe, bei manchen sogar ganz außerordentlich. Nachdem sie vierzehn- oder fünfzehnmal das gleiche gefragt hatte, antwortete ich meinerseits mit einer Frage: »Warum sind Sie eigentlich zu mir gekommen?«

Darauf erzählte sie mir folgendes: »Ich klagte in einer Drogerie über meine Arthroseschmerzen. Die Besitzerin sagte zu mir: ‚Sie leiden ja, weil Sie es selbst wollen. In unserem Wohnviertel haben wir eine außerordentliche Heilung miterlebt. Eine unserer Kundinnen hatte ihre Mutter von über achtzig Jahren bei sich, die hilflos das Bett hüten mußte. Eines Tages brachte diese Frau dann ihre Mutter in die Sprechstunde zu einer Ernährungsberaterin und nach einiger Zeit sahen wir die Mutter am Arm der Tochter und mit einem Stock wieder auf der Straße. Nach einigen Monaten konnte sie mit ihrer Tochter auch ohne Stock gehen.'«

In der Drogerie hatte man der alten Frau meine Anschrift gegeben. Ich brachte sie zur Tür und fragte nur noch: »Und Sie haben mich so oft gefragt, ob in ihrem Alter noch Hoffnung auf Besserung besteht?«

Einen anderen Fall erlebte ich mit einer auch sehr alten Frau aus einem Ort bei Santander. Es kamen Leute aus der Umgebung und berichteten mir, daß die Frau einige Zeit nach ihrem Besuch bei mir schon wieder habe gehen können. Nach einigen Monaten erzählten mir andere, daß es der Frau auch schon wieder gelinge, Treppen zu steigen.

Ein anderer der »wunderbaren« Fälle ereignete sich in Zaragoza. Ich hatte einen Vortrag gehalten. Danach kam ein junger Mann an zwei Stöcken zu mir. Er erzählte mir, daß seine beiden Hüften stark angegriffen seien und die Ärzte ihm nur noch zu einer Operation raten könnten. Er wußte aber, daß die Operation im günstigsten Fall alle zehn Jahre wiederholt werden müßte, weil die eingesetzten Teile höchstens diese Lebensdauer hätten. Ganz abgesehen von der Gefahr der Abstoßung und anderen Komplikationen, von denen ich schon oft gehört hatte.

Ich beschrieb ihm meine Methode und reiste dann ab. Nach ungefähr drei Jahren kam ich wieder nach Zaragoza, um in einer großen Buchhandlung eines meiner Bücher zu signieren, das soeben erschienen war. Dabei kamen mehrere Personen aus bloßer Neugier zu mir, um zu sehen, wer jenen Mann geheilt hatte, der an Krücken gegangen war und jetzt schon keinen Stock mehr brauchte.

Kurze Zeit darauf kam ein Mann aus Alicante zu mir. Er hatte die lange Reise gemacht, weil er jenen Mann mit den Krücken kennengelernt und dann miterlebt hatte, wie er wieder normal gehen konnte. Er kam, um sich in die gleiche »wunderbare« Behandlung zu begeben.

Ein anderer ausgefallener Fall ist der eines Mannes von über siebzig Jahren, der im März 1978 zu mir gekommen war. Am Ende desselben Jahres kam er wieder, um sich über seine noch andauernden Schmerzen zu beklagen. Als ich ihn daraufhin fragte, ob sich denn in der Zwischenzeit keinerlei Besserung gezeigt habe, sagte er: »Natürlich hat sich mein Zustand gebessert. Erinnern Sie sich nicht daran, daß ich nicht ohne Stock gehen konnte? Jetzt brauche ich keinen mehr!«

Leute, die ihren Stock nicht mehr brauchen, gibt es zu Dutzenden, aber auch einige Fälle von Personen, die ihre beiden Stöcke nicht mehr brauchen.

Bei einem anderen bemerkenswerten Fall handelt es sich nicht um Arthrose, sondern um eine Lungenverkalkung. Es war ebenfalls in Zaragoza. Eine sehr hübsche Frau von ungefähr dreiundvierzig Jahren, verwitwet, kam zu mir in die Sprechstunde. Das Sprechen machte ihr große Mühe, da sie anscheinend starkes Asthma hatte. Aus dem, was sie sagte, ergab sich aber, daß ihre linke Lunge vollkommen verkalkt war, so daß sie mit ihr keine Luft bekam. Von der rechten Lunge arbeitete nur noch ein Viertel, der Rest war ebenfalls verkalkt. Ihre Atmung betrug also nur noch ein Achtel der normalen Menge. Sie wußte, daß sie langsam würde ersticken müssen, wenn die Verkalkung des verbliebenen freien Restes nicht aufzuhalten war. Ich war erschüttert. Sie war schon bei sechzehn Ärzten gewesen. Alle hatten übereinstimmend erklärt, daß sie nichts mehr machen könnten. Ich berichte diesen Fall hier, damit Sie Bescheid wissen, wenn Sie etwas Ähnliches hören, und damit Sie sagen können, daß es doch noch eine Hoffnung gibt.

Damals allerdings hatte ich keinerlei diesbezügliche Erfahrungen. Aber die Frau hatte auf mich ihre letzte Hoffnung gesetzt, nachdem alle Mittel der üblichen Medizin erschöpft waren und auch eine vegetarische Lebensweise, mit der sie es versucht hatte, keinen Erfolg brachte. Ich sagte ihr also, daß mir nie ein ähnlicher Fall begegnet sei, ich deshalb keine Erfahrung auf diesem Gebiet habe und ich ihr deswegen nichts versprechen könne. Aber ich empfahl ihr, meine Methode gewissenhaft und mit Ausdauer anzuwenden, weil mir folgender Gedanke gekommen war. Das Magnesium hatte schon in vielen Fällen von Arteriosklerose geholfen. Bei ihr handelte es sich ebenfalls um Kalkablagerungen, durch die sich die Haargefäße zu den Lungenbläschen verhärtet hatten. Sollte das Magnesium nicht auch diese Ablagerungen beseitigen können? Das erklärte ich der armen Frau, damit sie sah, daß meine Vorschläge nicht »einfach so« dahingesagt waren, sondern daß sie logisch begründet waren.

Der Fall ließ mir keine Ruhe. Damals war ich noch nicht in Kanada gewesen, wo ich dann verschiedene Vorträge darüber hörte, wie Nieren- und Arterienverkalkungen mit Hilfe von Magnesiumsalzen erfolgreich behandelt worden waren.

Im Juni des folgenden Jahres – der Besuch in meiner Sprechstunde war im Oktober 1975 gewesen – machte mir die Frau aus Zaragoza dann unter Freudentränen die wundervolle Mitteilung, daß ihre beiden

Lungenflügel wieder arbeiteten. Man hatte sie gerade einer Untersuchung unterzogen, aus der sich, zum größten Erstaunen der behandelnden Ärzte, dieser Befund ergeben hatte. Nur an den Stellen, wo die Verkalkung anscheinend angefangen hatte und deshalb am stärksten war, waren noch zwei kleine Herde zurückgeblieben.

Nun möchte ich noch einen Fall erzählen, bei dem es sich um eine Infektion handelt. Daran will ich zeigen, daß außerordentlich kompliziert erscheinende Vorgänge vom Körper ganz einfach bewältigt werden können, wenn er nur imstande ist, die notwendigen Antikörper zu bilden.

Die Patientin war ein junges Mädchen aus Bilbao, das zwar auch über rheumatische Schmerzen klagte, aber sein Hauptproblem war eine Infektion mit drei eiternden Fisteln an der rechten Leistenbeuge. An der linken Seite war sie schon an den befallenen Leistendrüsen operiert und mit zehn Stichen genährt worden, woraus sich ergibt, daß es kein einfacher kleiner Schnitt war. Als der Arzt die neuerdings entzündete rechte Seite sah, meinte er, daß die Operation hier noch schwerer sein würde. Das Mädchen erinnerte sich an alles, was es ausgestanden hatte und wie es einen ganzen Monat hatte im Krankenhaus verbringen müssen. Sie bekam eine schreckliche Angst und deshalb suchte sie mich auf.

Nach ungefähr einem Jahr sah ich sie wieder, als sie jemand anderen in die Sprechstunde begleitete. Es stellte sich heraus, daß die Entzündung nach einem Monat vollkommen geheilt war. Noch sehe ich sie vor mir, wie sie mit den Fingern über ihren linken Handrücken strich und sagte: »So glatt war die Stelle nach einem Monat.«

Dann entsinne ich mich des Falls einer etwa vierzigjährigen Frau, die unter Arthrose litt. Während sie mir ihre Beschwerden schilderte, stellte sich heraus, daß sie etwas anderes viel mehr bedrückte: sie hatte in ihren relativ jungen Jahren schon eine Harninkontinenz. Zweimal war sie deswegen operiert worden, ohne jeden Erfolg. Im Gegenteil, ihr Zustand hatte sich nach den Operationen noch bedeutend verschlechtert. Aus ihren Antworten auf meine Fragen ersah ich, daß sie schwerwiegende Magnesiummangelerscheinungen hatte. Ich hatte schon große Erfolge in Fällen von Inkontinenz gehabt, sogar bei Männern, wenn die Beschwerden vom Schließmuskel verursacht waren und auf Magnesiummangel zurückgingen. Bei dieser Frau aber stimmten mich die zwei vorangegangenen Operationen sehr bedenklich. Ich fing trotzdem mit der Behandlung an. Nach nur drei oder vier Wochen kam sie wieder mit einer ihrer Töchter und berichtete mir freudig, daß die Arthroseschmerzen zwar noch nicht verschwunden seien, daß sie sich aber nicht mehr so viel daraus mache, weil sie jetzt den Harn halten könne.

Ein andermal kam ein ganz begeisterter Herr in den Laden und rief laut: »Ich bin neugeboren, ich bin wirklich wie neugeboren!«

Manchmal kommen Leute, die glauben, daß mit ihnen tatsächlich ein Wunder geschehen sei. Man erfährt, daß sie drauf und dran waren, sich operieren zu lassen; und nun ginge es ihnen schon wieder ganz gut. Andere konnten nur noch am Stock gehen und brauchten ihn danach nicht mehr usw.

An »Wundern« und »Neugeburten« gibt es im Durchschnitt eine im Monat, so könnte man sagen. Die Betreffenden kommen nach zehn Monaten oder einem Jahr wieder zurück, um mich davon zu unterrichten.

Bei Leuten, die ungefähr einmal im Monat zum Einkaufen kommen und bei denen sich die Entwicklung deshalb beobachten läßt, ist es aber normalerweise so, daß sie am Anfang immer noch über Schmerzen klagen, sich aber beweglicher fühlen, unternehmungslustiger sind, weniger müde. Bei solchen, die es mit häufigen Erkältungen oder Bronchitis zu tun hatten, machen sich bald Besserungen auf diesem Gebiet bemerkbar.

Am Ende meiner Ausführungen möchte ich noch einmal betonen, daß die unter Arthrose leidenden Menschen Hoffnung haben können, weil sich der abgenutzte Knorpel, entgegen der allgemeinen Annahme, regenerieren kann. Die Behandlung ist wirklich sehr einfach, billig und zudem ohne die geringste Gefahr von Nebenwirkungen, weil keinerlei Medikamente verwendet werden.

Sachwortverzeichnis

Aminosäuren

Relativ einfache Moleküle, die durch die Darmwand und die Zellmembranen wandern können; es gibt zwanzig von ihnen, die, miteinander verkettet, die Proteine der Lebewesen bilden.

Arteriosklerose

Verhärtung der Arterien durch verkalkte Ablagerungen von gesättigten Fetten und Cholesterin.

ATP oder Adenosin-5-triphosphat

Energiereiches Molekül, das bei allen biochemischen Prozessen benötigt wird, die mit Arbeit verbunden sind, wie z. B. beim aktiven Transport durch Zellmembranen gegen ein Konzentrationsgefälle oder bei den Biosynthesen, das heißt beim Aufbau komplexer Substanzen durch die Lebewesen. Diese Moleküle bilden oft Komplexe mit Magnesiumionen.

Cholesterin

Fettähnliche Substanz, die in den Zellmembranen, dem Nervengewebe und der Galle vorkommt, von der es sich manchmal trennt und dann Gallensteine bildet. Zusammen mit festen Fetten bildet es auch Ablagerungen an den Gefäßwänden. Der Organismus benötigt das Cholesterin zur Bildung der Gallensäuren, der Hormone der Nebennierenrinde, der Geschlechtshormone und des Vitamins C.

DNS oder Desoxyribonucleinsäure

Verbindung im Zellkern, die Träger der genetischen Information in einer Art chiffrierter Sprache ist, bestimmt durch die Sequenz ihrer Purin- und Pyrimidinbasen. Je drei dieser Basen kodifizieren eine Aminosäure. Da deren Anteil und Anordnung in jedem Protein von solchen Dreierbasen oder »Codons« bestimmt werden, ordnet die DNS unsere Proteine und eigentlich unseren ganzen Körper.

Enzym

Biokatalysator oder Substanz, die die Geschwindigkeit chemischer Reaktionen in den Lebewesen erhöht.

Essentielle Fettsäuren

Diejenigen Fettsäuren, die unser Organismus nicht selbst aufbauen kann und die wir deswegen mit der Nahrung zu uns nehmen müssen.

Gesättigte Fette

Fette, in denen gesättigte Fettsäuren (ohne Doppelbindung) überwiegen. Sie sind bei Zimmertemperatur meist zähflüssig oder fest und es handelt sich bei ihnen mehr oder weniger um die Fette tierischen Ursprungs. Palm- und Kokosöl sind gesättigt, obwohl sie pflanzlichen Ursprungs sind, ebenso die Kakaobutter.

Ionen

Atome oder Atomgruppen mit elektrischer Ladung. Die Magnesiumionen, zum Beispiel, sind Atome dieses Elements, die durch den Verlust zweier Elektronen zweifach positiv geladen sind.

Kohlehydrate

Werden auch als Glukoside bezeichnet; sie sind energiereiche Nährstoffe, die 4 Kalorien pro Gramm liefern.

Kollagen

Ein in unserem Körper reichlich vorkommendes Protein, das sich in den Knorpeln, Sehnen und Bindegeweben findet. Es stellt allein mehr als ein Drittel aller Proteine unseres Organismus dar.

Neurotransmitter

Substanzen, die die Nervenströme zwischen den Neuronen oder Nervenzellen ermöglichen.

Proteine

Proteine sind aus Aminosäuren aufgebaute Eiweißkörper.

Stärke

Komplexes Molekül, das durch Anlagerung von vielen tausend Glukosemolekülen gebildet wird, die durch den Verdauungsprozeß getrennt werden; als Glukosid liefert es 4 Kalorien pro Gramm.

ANHANG

Protein-, Vitamin C- und Magnesiumgehalt der wichtigsten Nahrungsmittel

Nahrungsmittel	Je 100 g enthalten Proteine (Eiweiß) g	Vitamin C mg	Magnesium mg
Getreide und Getreideprodukte			
Bierhefe, getrocknet	48	+	230
Biskuit	8	–	–
Brötchen (Semmeln)	7	–	–
Butterkeks	14	–	14
Corn flakes	8	+	–
Eierteigwaren (Nudeln u. ä.)	13	–	–
Haferflocken	14	–	80
Knäckebrot	10	–	68
Mischbrot	7	–	40
Reis	7	+	30
Roggenvollkornbrot	7	–	26
Vollreis	7	+	120
Weizengrieß	10	–	41
Weizenmehl, Type 1050	12	–	40
Weizenmehl, Type 550	11	+	41
Weizenvollkornbrot	8	+	80
Zwieback, eifrei	10	–	16
Hülsenfrüchte			
Kichererbsen	20	4	143
Erbsen, gelbe, geschält	23	1	125

+ in Spuren vorhanden

Nahrungsmittel	Je 100 g enthalten Proteine (Eiweiß) g	Vitamin C mg	Magnesium mg
Bohnen, weiße	21	2	132
Linsen	24	–	66
Sojabohnen	37	+	247
Sojamehl, halbfett	43	–	286
Sojamehl, vollfett	37	–	235
Gemüse			
Blumenkohl	2	43	7
Bohnen, grün	2	18	26
Champignons	3	5	14
Chicorée	1	9	13
Endiviensalat	1	7	13
Erbsen, grün	3	10	33
Feldsalat	2	34	13
Gurken, ungeschält	+	1	8
Kohlrabi	1	36	51
Kopfsalat	1	7	11
Lauch	1	17	20
Meerrettich	2	60	33
Möhren (Karotten)	1	5	17
Paprikaschoten	1	107	12
Rettich	1	22	12
Rhabarber	+	8	24
Rosenkohl	4	84	22
Rotkohl (Blaukraut)	1	38	16
Sauerkraut	2	20	18
Spargel	1	16	20
Spinat	2	37	58
Tomaten	1	23	25
Weißkohl (Weißkraut)	1	36	20
Zwiebeln	1	8	9

+ in Spuren vorhanden

Nahrungsmittel	Je 100 g enthalten		
	Proteine (Eiweiß)	Vitamin C	Magnesium
	g	mg	mg
Kartoffeln und Kartoffelerzeugnisse			
Kartoffeln, mit Schale	2	12	25
Pommes frites, erhitzt	4	21	43
Salzkartoffeln, gekocht	2	20	15
Obst			
Äpfel	+	11	6
Apfelsinen (Orangen)	+	36	14
Aprikosen	1	9	9
Bananen	1	8	36
Birnen	+	5	8
Erdbeeren	1	62	15
Grapefrucht	+	32	21
Hagebutten	2	813	*
Heidelbeeren	+	21	2
Himbeeren	1	25	30
Johannisbeeren (Ribisel), rot	1	35	13
Johannisbeeren, schwarz	1	170	17
Kirschen	1	9	15
Pfirsiche	1	10	9
Pflaumen	1	5	10
Weintrauben	1	4	9
Zitronen	+	43	28
Trockenobst			
Datteln	2	2	50
Feigen	3	–	70
Rosinen	2	1	36
Trockenmischobst	3	9	40

+ in Spuren vorhanden

* nicht bekannt

Nahrungsmittel	Je 100 g enthalten Proteine (Eiweiß) g	Vitamin C mg	Magnesium mg
Samen und Nüsse			
Erdnüsse, frisch	15	10	50
Erdnüsse, geröstet	26	–	171
Haselnüsse (ohne Schale)	14	3	99
Kakaopulver, stark entölt	24	–	500
Mandeln (ohne Schale)	18	1	252
Walnüsse (ohne Schale)	15	15	135
Süßwaren			
Bienenhonig	+	2	3
Marmelade	+	8	10
Schokolade, halbbitter	5	–	150
Vollmilchschokolade	8	–	40
Zucker	–	–	+
Milch und Milchprodukte			
Camembert (45% Fett i. Tr.)	19	+	29
Dickmilch	3	–	12
Doppelrahmfrischkäse	15	+	8
Hartkäse (45% Fett i. Tr.)	25	+	55
Hartkäse (30% Fett i. Tr.)	27	+	55
Joghurt	5	2	12
Kondensmilch (7,5%)	7	2	27
Magermilchpulver	35	2	111
Milch, entrahmt	4	+	14
Milch, teilentrahmt	4	+	13
Milch, vollfett	3	+	12
Sahnequark	12	–	8
Schmelzkäse (45% Fett i. Tr.)	14	–	28
Schmelzkäse, halbfett	25	–	28
Speisequark (Topfen), mager	17	1	8

+ in Spuren vorhanden

Nahrungsmittel	Je 100 g enthalten Proteine (Eiweiß) g	Vitamin C mg	Magnesium mg
Eier			
Hühnerei (Gesamtinhalt)	13	+	14
Hühnereigelb	16	+	16
Hühnereiklar	11	+	11
Fleisch und Fleischwaren			
Corned beef, deutsches	22	–	33
Fleischwurst	11	–	13
Hammelfleisch, mittelfett	13	–	15
Huhn (Brathuhn)	15	2	25
Kalbfleisch, mittelfett	16	–	23
Leberkäse	13	–	15
Leberwurst, mager	17	–	15
Rindfleisch, mager	15	–	23
Salami	17	–	15
Schinken, gekocht	19	–	15
Schinken, roh	16	–	20
Schweinefleisch, mager	19	–	20
Zunge (Rind)	12	–	26
Fische und Fischwaren			
Aal	9	1	16
Dorsch, Kabeljau (Filet)	17	2	28
Forelle	10	–	27
Hecht	10	–	25
Heilbutt	16	–	28
Hering (Filet)	18	+	45
Karpfen	10	+	15
Rotbarsch (Filet)	18	1	29
Schellfisch (Filet)	18	–	24
Seelachs (Filet)	18	–	25
Ölsardinen (nur abgetropfte feste Teile)	24	+	41
Thunfisch in Öl (ganzer Inhalt)	24	–	25